C.H.BECK ■ WISSEN

Ist «Alzheimer» eigentlich eine Krankheit? Oder doch nur eine Alterserscheinung, von der jeder irgendwann betroffen wäre, würde er nur alt genug? Demenz, der Verlust vorher vorhandener geistiger Fähigkeiten mit der Folge, dass die Bewältigung des Alltags nicht mehr wie gewohnt gelingt, ist jedenfalls keineswegs gleichbedeutend mit einer irreversiblen Alzheimer-Erkrankung. Hans Förstl, der sich seit Jahrzehnten als Arzt und Forscher mit dem Thema beschäftigt, stellt in diesem Band medizinische Grundlagen, diagnostisches Vorgehen und therapeutische Möglichkeiten dar. Die wissenschaftlichen Erkenntnisse zu den Demenzen befinden sich gerade in einem Umbruch. Dazu passen auch neue Versuche, die Probleme von der Wurzel her ursächlich zu behandeln und nicht allein Symptome zu kurieren. Auch wenn die Voraussetzungen nicht gleich und gerecht verteilt sind, kann jeder Einzelne die Chancen und Risiken für ein langes und gesundes Leben beeinflussen.

Prof. Dr. *Hans Förstl*, Arzt für Neurologie und Psychiatrie/Geriatrie, Technische Universität München, ist Autor und Herausgeber zahlreicher Arbeiten und Bücher über Demenz, Frontalhirn, Neurobiologie und Theory of Mind.

Hans Förstl

ALZHEIMER UND DEMENZ

Grundlagen, Diagnose, Therapie

C.H.Beck

Mit 17 Abbildungen und 15 Tabellen

Für die Abbildungen 6, 8, 10, 13 und 14
wurde die Darstellung eines Gehirns von © Adobe Stock verwendet.

Originalausgabe
© Verlag C.H.Beck oHG, München 2021
www.chbeck.de
Reihengestaltung Umschlag: Uwe Göbel (Original 1995, mit Logo),
Marion Blomeyer (Überarbeitung 2018)
Umschlagabbildung: © mauritius images/age Fotostock/Shoot
Satz: C.H.Beck.Media.Solutions, Nördlingen
Druck und Bindung: Druckerei C.H.Beck, Nördlingen
Printed in Germany
ISBN 978 3 406 77557 4

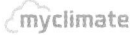

klimaneutral produziert
www.chbeck.de/nachhaltig

Inhalt

Einleitung 7

1. Grundlagen 9
Geschichte 9 – Alter 11 – Alzheimer-Krankheit 13
Demenz 16 – Depression 19 – Delir 20 – Daten 21

2. Untersuchung (Diagnostik) 23
Krankengeschichte (Anamnese) 23 – Beim Arzt 27 – Beurteilung 37

3. Erkrankungen (Diagnosen) 43
Subjektive kognitive Beeinträchtigung 45 – Leichte kognitive Beeinträchtigung 45 – Alzheimer-Krankheit und Alzheimer-Demenz 47 – LATE 48 – Vaskuläre Demenzen 49 – Frontotemporale Erkrankungen 54 – Demenz bei Parkinson-Krankheit 59 – Demenz mit Lewy-Körperchen 63 – Atypische Parkinson-Erkrankungen 66 Chorea Huntington 66 – Amnesie, Wernicke-Korsakow-Syndrom, Alkoholdemenz 67 – Creutzfeldt-Jakob-Krankheit, Prionosen 68 – Herpes-Enzephalitis 68 Autoimmunenzephalitis 69 – Multiple Sklerose 69 Neurosyphilis 69 – HIV und AIDS-Demenz-Komplex 69 – COVID-19 70 – Hirnverletzungen, Boxerdemenz 71 – Subduralhämatom 73 – Normaldruckhydrozephalus 73 – Krebs und Demenz 74 – Demenzen im Kindes- und Jugendalter 75 – Gemischte Demenz 76

4. Vorbeugung (Prävention) 77
Voraussetzungen 78 – Geistige Reserve 81 – Risikoerkrankungen 85 – Risikoverhalten 88

5. Behandlung (Therapie) 96
Pflegende Angehörige 96 – Alltagsbewältigung und -training 99 – Ursachenbehandlung 102 – Symptombehandlung I: Antidementiva 106 – Symptombehandlung II: Störungen des Erlebens und Verhaltens 111

Schlussbemerkungen 116

Glossar 119

Weiterführende Literatur 123

Adressen 124

Register 125

Einleitung

Was ist eigentlich Alzheimer und was ist die Demenz? Ist das nicht das Gleiche? Das sind vermutlich die häufigsten Fragen, die Alzheimer- und Demenzexperten gestellt werden, und zwar auch nach ausführlichen Vorträgen, in denen genau erklärt werden sollte, was Alzheimer und was Demenz eigentlich bedeuten. Dieser Band versucht, einige Grundlagen wichtiger Krankheitsbilder verständlich zu erläutern. Dies ist kein wissenschaftliches Werk für Spezialisten, und auf akademische Wortwahl wird weitgehend verzichtet. Ebenso kommt sehr wenig Molekulares und Medikamentöses vor. Dafür ist das Buch angesichts unübersichtlicher Verhältnisse in der Welt der Demenzen recht ordentlich aufgebaut und enthält am Ende sogar ein Verzeichnis wichtiger Begriffe und wiederkehrender Abkürzungen. Da nicht grundsätzlich davon auszugehen ist, dass Bücher geduldig von der ersten bis zur letzten Seite studiert werden, wurden sogar Wiederholungen in Kauf genommen, damit einzelne Abschnitte für sich verständlich bleiben.

Komplizierte Zusammenhänge lassen sich oft durch eine besonders modellhafte Darstellung am leichtesten verständlich machen. Damit ist auch gleich zu begreifen, dass die Probleme in Wirklichkeit weit variabler und individueller sind als ihre schematische Vereinfachung. Besonders kompliziert und anspruchsvoll ist das Gehirn.* Mit einem Gewicht von knapp drei Pfund verzehrt es Tag und Nacht einen erheblichen Teil der gesamten Körperenergie, nämlich im Alter bis zu ein Drittel. Bringt der Organismus diese Leistung nicht mehr auf oder entwickelt das Gehirn selbst besondere Veränderungen, also z. B. «Alzheimer», so kann die gewohnte Leistung nicht mehr erbracht werden, und das führt schließlich zur Demenz.

---

* If the brain was so simple that it could understand itself – it wouldn't.

Die wissenschaftlichen Erkenntnisse über die Demenzen und ihre Grundlagen befinden sich gerade in einem Umbruch. So gelingen tiefere Einblicke in die genetischen und molekularen Veränderungen, die eine neue Betrachtung und neue Gliederung der Erkrankungen nahelegen. Dazu passen auch neue Versuche, die Probleme von der Wurzel her ursächlich zu behandeln und nicht allein Symptome zu beeinflussen. Zudem gelingt es den Menschen in der westlichen Welt immer besser, immer länger gesund zu bleiben. Daher wächst die Lebenserwartung, und so gewinnt der Hauptrisikofaktor für das Nachlassen der geistigen Leistungsfähigkeit weiter an Bedeutung, nämlich das Alter. Auch wenn die Voraussetzungen nicht gleich und gerecht verteilt sind, kann jeder Einzelne die Chancen und Risiken für ein langes und gesundes Leben beeinflussen. Und diese Verantwortung kann nicht an Staat, Medizin und Pharmaindustrie abgegeben werden.

Hans Förstl
München, im Sommer 2021

1. Grundlagen

Geschichte

Als Alois Alzheimer anno 1901 in Frankfurt am Main einer Patientin namens Auguste Deter begegnete, konnte er nicht ahnen, welche Bedeutung ihre Erkrankung und sein eigener Name erlangen würden. Alzheimer hat die Demenz nicht erfunden und er verfolgte auch keineswegs die Absicht, der heute bekanntesten Demenzform seinen Namensstempel aufzudrücken. Als sorgfältiger, vorsichtiger und eigentlich bescheidener Arzt und Wissenschaftler war ihm eher daran gelegen, einem handverlesenen Kreis von Fachleuten im Jahr 1906 den besonderen Fall dieser Frau bekannt zu machen, die mit knapp 50 Jahren sehr rasch ihre Geisteskraft verlor, nach wenigen Jahren verstarb und deren Gehirn in ausgeprägter Form alle typischen Veränderungen aufwies, die man sonst nur bei Patienten mit dem damals so genannten Greisenblödsinn fand. Jahre vorher hatte Alzheimer schon geschrieben, wenn diese Hirnveränderung und der Greisenblödsinn überhaupt eine Erkrankung wären, dann würde es sich um die häufigste Hirnerkrankung überhaupt handeln – aber es sei ja keine Erkrankung, da alle Menschen diese Gebrechen und die Hirnveränderungen entwickelten, sie müssten nur alt genug werden.

Bis in die 80er Jahre des letzten Jahrhunderts war die spezielle Alzheimer-Demenz eine vergleichsweise seltene Erkrankung, die vor dem 65. Lebensjahr beginnen musste, sonst sprach man von seniler Demenz. Erst dann entschloss man sich, die willkürliche Altersgrenze von 65 Jahren zurückzustellen und die Gemeinsamkeiten von präseniler und seniler Demenz in den Vordergrund zu rücken: (1.) die langsame Abnahme der geistigen Leistungsfähigkeit, bei der zunächst die Vergesslichkeit das hauptsächliche Problem darstellt, und (2.) die typischen Eiweißablagerungen und Nervenzellverluste. Damit wurde endlich an-

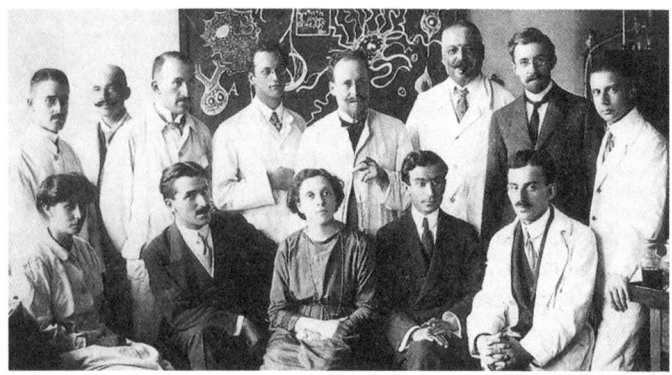

Abb. 1: Alois Alzheimer etwa 1910 mit internationalen Kollegen in seinem Labor (stehend von links): Fritz Lotmar, Karl Gruber, Stefan Rosental (Polen), Rudolf Allers (A), Max Isserlin (?), Alois Alzheimer, Nicolas Achucarro (Sp), Friedrich Heinrich Lewy; (sitzend von links) Adele Grombach, Ugo Cerletti (I), Emma Wilson Mooers (USA), Francesco Bonfiglio (I) und Gaetano Perusini (I) (Foto: akg-images)

erkannt, dass die nahezu regelhaft, wenngleich mit unterschiedlicher Geschwindigkeit auftretenden Veränderungen an Gehirn und Geist zwar normal, aber keineswegs gesund sind.

Bereits der älteste erhaltene medizinische Papyrus von Ptahhotep beschäftigte sich mit den Gebrechen des Alters und enthält eine typische Beschreibung der Gedächtnisprobleme bei der Alzheimer-Demenz: Das Herz erinnert sich nicht mehr an gestern. Das Hauptproblem war schon vor 3500 Jahren erstmals beschrieben worden, aber ein wesentlicher wissenschaftlicher Fortschritt bestand darin, dass man im Lauf der Zeit zu der Erkenntnis gelangte, die Ursache sei eher im Gehirn als im Herzen zu suchen. Diese Einsicht mag aus heutiger Warte recht schlicht erscheinen, verfestigte sich aber erst durch den Vergleich von Symptomen und von unübersehbaren Hirnveränderungen etwa von Patienten nach Hirnverletzungen und Schlaganfällen, die ihren Erkrankungen erlagen. Erst an der Wende zum 20. Jahrhundert wurden Färbeverfahren, Hirnschnitt- und Mikroskopiertechniken entwickelt, die detaillierte Darstellungen erlaubten. Einer der Ersten, die davon Gebrauch machten, war Alois Alzheimer.

Die wichtigsten Punkte zuerst: Alter, Alzheimer, Demenz, Depression, Delir und ein paar Zahlen.

Alter

Was ist Alter? Altern und Reifung sind Merkmale jedes Lebens und beginnen nicht erst mit der Geburt. Aber zur Frage, wann ein Mensch alt ist, gibt es recht unterschiedliche Einschätzungen. Natürlich spielt die individuelle Lebenslänge im Vergleich zu anderen Artgenossen eine Rolle. Auch charakterisieren Gebrechlichkeit, die zunehmende Belastung durch Krankheiten, das Alter. Aber eine einfache Erklärung oder ein scharfer Beginn des Alters lassen sich nicht definieren. Die Auffassungen weichen in Theorie und Praxis voneinander ab, je nachdem, ob man sich bei Fachleuten für Kranken- und Rentenversicherung oder für Altersmedizin (Geriatrie) erkundigt. Der Geriater fühlt sich für Patienten zuständig, die mindestens 65 Jahre alt sind und unter zahlreichen Erkrankungen leiden (Multimorbidität). Auch wenn es viele gibt, die trotz zahlreicher körperlicher Gebrechen geistig frisch sind, wird dieser Zusammenhang zwischen Leib und Geist auf den folgenden Seiten immer wieder auftauchen.

Menschen scheinen unterschiedlich schnell zu altern – diese Individualität wird heute immer wieder betont. Für den modernen Alten müssen traditionelle Sichtweisen geradezu einen Affront darstellen. Der altersbedingte Verlust geistiger Leistungsfähigkeit war nicht nur für Ptahhotep, den Verfasser des ägyptischen Papyrus, eine Gewissheit, sondern auch für die Bibel und den Koran. In beiden Büchern wird der Verlust des Gedächtnisses im Alter als so selbstverständlich aufgefasst, dass er nur beiläufig erwähnt wird.* Das Dasein der Menschen in

---

* Koran, Sure 16, An-Nahl (Die Biene): «... Und es gibt manche unter euch, die ins hinfällige Greisenalter getrieben werden, sodass sie nichts wissen, nachdem sie Wissen besessen haben.» Sure 22, Al-Hajj (Die Pilgerfahrt):

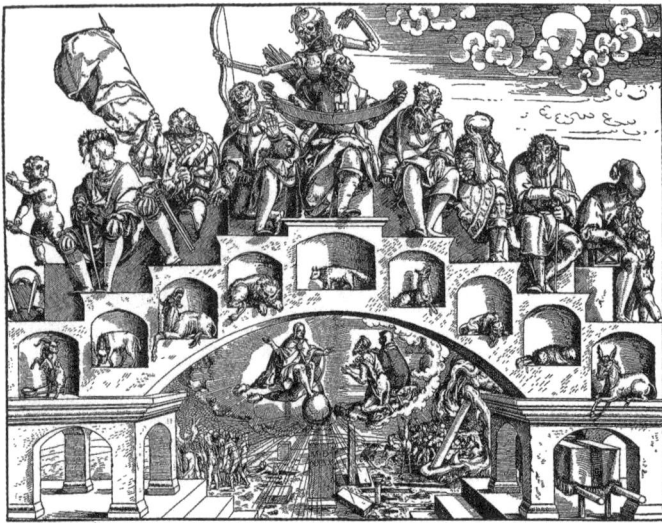

Abb. 2: Traditionelle Lebenstreppe – der Tod droht jederzeit, aber im Jenseits wartet das Paradies. Damit scheint die zunehmende Last des Greisentums und der Gebrechen ab der Lebensmitte leichter zu ertragen und der Esel als Symboltier der zehnten Dekade weniger verletzend zu sein. Das Leben endet nicht mit dem Tod (Jörg Breu der Jüngere; 1540, Augsburg; Wikimedia Commons).

früheren Epochen und in anderen Ländern war und ist jederzeit vom Tod bedroht und gleichzeitig von der Hoffnung auf ein besseres Leben im Jenseits geleitet. Daher war der kindische Greis *(senex puer)*, der am Ende der Lebenstreppe kauert und von einem Esel symbolisiert wird, auch keine Beleidigung, sondern eine natürliche Rückkehr auf ein Ausgangsniveau, von

«… Und so mancher von euch wird abberufen und mancher von euch wird zu einem hinfälligen Greisenalter geführt, sodass er, nachdem er gewusst hatte, nichts mehr weiß.» Jesus Sirach, Apokryphen: «Sei nachsichtig mit ihm (deinem Vater), wenn sein Verstand abnimmt; sieh nicht auf ihn herab, weil du noch stark und kräftig bist. … Er wird wegschmelzen wie Eis an der Sonne.»

dem er sich nur kurz zur Lebensmitte erhoben hatte (Abb. 2). Diese nüchterne Selbstverständlichkeit stellt alle gefühligen künstlerischen und literarischen Darstellungen der Moderne in den Schatten.

Lässt sich das Alter schon nicht richtig abgrenzen, dann ist es ganz unmöglich, ein vernünftiges Konzept des «normalen Alterns» zu entwerfen. Dieser Begriff geistert seit langem durch Wissenschaft und Medien. Oft wird dann mitgeteilt, dass der «normale» alte Mensch geistig zwar etwas weniger flexibel und schnell sei (fluide Intelligenz), dafür aber weiterhin viel oder sogar noch mehr wisse als früher (kristalline Intelligenz). Das sind ehrenwerte Rettungsversuche für eine insgesamt doch verminderte Leistungsfähigkeit (Leistung = Arbeit pro Zeiteinheit; P = W/t). Natürlich kann man rein empirisch und nach wissenschaftlicher Gewohnheit als «noch normales Altern» jenen Leistungsbereich fassen, der nicht zu weit vom Durchschnittswert entfernt ist – als z.B. eine sogenannte Standardabweichung. Ferner ist in der Literatur auch immer wieder vom «erfolgreichen Altern» die Rede. Das ist leichter zu fassen, denn dabei handelt es sich einfach um die Leute, die ihre günstigen Anlagen erfolgreich genutzt haben und sehr lange körperlich und geistig fit bleiben.

Alzheimer-Krankheit

Alois Alzheimer fand seine vergleichsweise junge Patientin mit einer Demenz deshalb so besonders interessant, weil sie die typischen Hirnveränderungen aufwies, die sonst nur im höheren Lebensalter zu finden sind: Eiweißklumpen (Plaques, heute «Alzheimer-Plaques») zwischen den Nervenzellen und fädige Strukturen (Neurofibrillen) in den Nervenzellen. Zusätzlich beschrieb er auch erhebliche Veränderungen der Hirngefäße bei ihr, die aber in künftigen Beschreibungen meist unter den Tisch fielen. Als «Alzheimersche Erkrankung» wurden dementsprechend in den folgenden Jahrzehnten nur die Demenzerkrankungen vergleichsweise junger Patienten bezeichnet, die vor dem 65. Lebensjahr die typischen Beschwerden entwickelten und deren Gehirne diese Alzheimer-Plaques und Neurofibrillen aufwiesen. Vor etwa 50 Jahren entfiel die Altersbegrenzung und die Bezeichnung «Alzheimer-Demenz» (Demenz vom Alzheimer-Typ) wurde nun für alle Demenzformen mit den charakteristischen Symptomen und Hirnveränderungen verwendet.

Die etwas vorsichtige Bezeichnung «Demenz vom Alzheimer-Typ» wurde früher gewählt, um auszudrücken, dass es sich (1.) wegen der typischen Symptome mit frühen Gedächtnisstörungen, zu denen im weiteren Verlauf erst weitere Beschwerden hinzutreten, und (2.) wegen fehlender Hinweise auf eine andere Hirnerkrankung (z. B. Schlaganfall oder Entzündungen) aller Wahrscheinlichkeit nach um eine Erkrankung handelt, der vorwiegend die häufigen Alzheimer-Veränderungen zugrunde liegen. Nur selten – und in Deutschland besonders selten – wurden die Gehirne nach dem Tod tatsächlich untersucht. Also basierte die Verdachtsdiagnose einer «Demenz vom Alzheimer-Typ» bei den allermeisten Patienten auf einer wahrscheinlichen, aber unbewiesenen Annahme, im besten Fall auf einer sorgfältigen Ausschlussdiagnose. Dies hat sich erst in den letzten Jahren geändert.

Die Beschwerden entwickeln sich meist schleichend, bleiben sogar oft lange unbemerkt und beeinträchtigen dann zunächst das Gedächtnis, da der Gedächtnisapparat tief im Schläfenlappen des Gehirns besonders früh von den Alzheimer-Veränderungen betroffen ist. Die ersten Symptome zeigen sich erst, wenn die Fähigkeit des Gehirns erschöpft ist, bestimmte Leistungsschwierigkeiten auszugleichen. Das bedeutet, dass während dieser Phase im Gedächtnisapparat schon erheblicher, nicht mehr zu kompensierender Schaden angerichtet ist, während sich die Alzheimer-Veränderungen gleichzeitig auf andere Teile des Gehirns ausbreiten. Die vermehrte Ablagerung dieser Eiweiße namens Amyloid und Tau im Gehirn lässt sich heute mit Spezialuntersuchungen sichtbar machen. Dafür können radioaktiv markierte Stoffe eingesetzt werden, die sich kurze Zeit an die typischen Eiweiße im Gehirn binden (z. B. Amyloid-PET). Einfacher, aber etwas unangenehmer ist die Untersuchung des Nervenwassers (Liquor cerebrospinalis), von dem einige Tropfen aus dem unteren Rückenmarkskanal entnommen werden. Da Amyloid im Gehirn haftet, ist die Konzentration im Nerven-

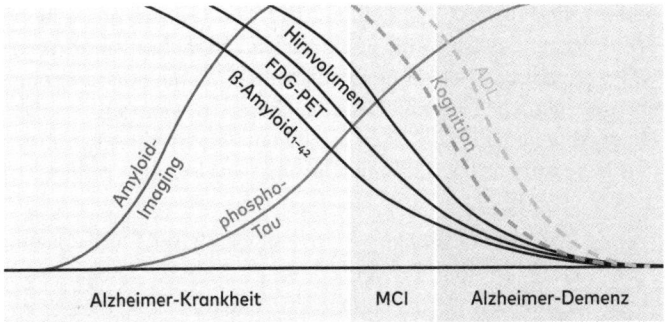

Abb. 3: Die Alzheimer-Krankheit beginnt lange, ehe sich ein Nachlassen der geistigen Leistungsfähigkeit bemerkbar macht. In Untersuchungen über längere Zeiträume lässt sich erst eine Ablagerung von Amyloid im Gehirn erkennen. In der Folge nimmt die Amyloid-Konzentration im Nervenwasser ab. Sobald Nervenzellen in größerer Zahl zerstört werden, wird das Eiweiß Tau daraus freigesetzt und steigt im Liquor an. Danach lassen sich weitere Veränderungen von Hirnfunktion (PET) und Hirnstruktur (MRT) in der Bildgebung nachweisen. Schließlich zeigen sich erste Symptome, z. B. Vergesslichkeit im Stadium der leichten kognitiven Störung (MCI) und danach Probleme in der Alltagsbewältigung (ADL).

wasser erniedrigt. Wenn bereits Nervenzellen zerstört wurden (Neurodegeneration), werden ihre Inhaltsstoffe freigesetzt, unter anderem das Eiweiß Tau. Das ist der Grundbaustein der Neurofibrillen. Sind also Amyloid im Nervenwasser erniedrigt und Tau erhöht, so kann man die Diagnose einer «Alzheimer-Krankheit» bereits stellen, ehe sich spürbare Beschwerden entwickelt haben.

Diese Frühestdiagnostik wäre für die Betroffenen besonders sinnvoll, wenn bereits heute Medikamente zur Verfügung stünden, die den Prozess der Eiweißablagerung früh zum Stillstand oder zur Rückbildung bringen können. Daran wird geforscht, und damit ist die Frühdiagnose der Krankheit von eminenter wissenschaftlicher Bedeutung. Noch befinden wir uns aber in einer Zeit, da die Alzheimer-Krankheit bei beschwerdefreien Menschen Monate und Jahre ehe sich eine Alzheimer-Demenz entwickelt, diagnostiziert werden kann, ohne dass die Chance besteht, den Prozess aufzuhalten. Der praktische Nutzen dieser Frühestdiagnose ist damit noch höchst zweifelhaft, und die etwaige psychische Belastung für die Untersuchten muss vor einer entsprechenden Untersuchung in Betracht gezogen werden. Diese Abwägung ändert sich, sobald ein Patient unter Beschwerden leidet und selbst auf eine Klärung der Ursachen drängt.

> Die Alzheimer-Krankheit ist also eine sehr häufige, aber ganz bestimmte Art von Hirnveränderungen mit der Ablagerung sogenannter Amyloid-Plaques und Neurofibrillen, die unter anderem aus dem Eiweiß Tau bestehen.

Demenz

> Demenz (lateinisch de = von, herab; mens = Geist) ist ein Verlust geistiger Fähigkeiten von solchem Ausmaß, dass der Alltag nicht mehr wie gewohnt bewältigt werden kann.

Eine Demenz kann durch sehr unterschiedliche Erkrankungen verursacht werden. Am häufigsten ist die Alzheimer-Krankheit, gefolgt von Durchblutungsstörungen und anderen Erkrankungen, welche die Funktion des Zentralnervensystems deutlich beeinträchtigen und zu einer Zerstörung der Nervenzellen führen. Diese neurodegenerativen Erkrankungen entwickeln sich im Allgemeinen langsam und führen über Jahre zu einer Demenz. In Diagnosekriterien wird meist ein Mindestzeitraum von sechs Monaten genannt, um die Diagnose Demenz stellen zu können. Ausgedehnte Schlaganfälle oder eine schwere Hirnverletzung (Schädel-Hirn-Trauma) können auch von heute auf morgen zum Bild einer Demenz führen, bei dem man nicht weiß, wie weit sich die Defizite wieder zurückbilden werden. Es muss auf jeden Fall ein Verlust bislang vorhandener Fähigkeiten eintreten, sonst würde es sich um eine Minderbegabung handeln.

Es gibt aber auch kindliche Demenzen, bei denen die Entwicklung zunächst normal verläuft, dann aber ein Verlust von

Fähigkeiten eintritt. Ursache sind z.B. Stoffwechselerkrankungen. Wäre allein das Gedächtnis betroffen, könnte man noch nicht von einer Demenz sprechen, sondern von einem Gedächtnisverlust *(Amnesie)*. Es müssen also weitere Schwierigkeiten dazukommen, um die Merkmale einer Demenz zu erfüllen. Oft handelt es sich dabei um Wortfindungsstörungen, Probleme mit der zeitlichen und räumlichen Orientierung, im Erkennen von Gesichtern und Objekten, Denken, Planen und Entscheiden, den sogenannten höheren geistigen Leistungen. Bestimmte grundlegende Fähigkeiten können erstaunlich lange erhalten bleiben. Bei manchen Formen der Erkrankung sind nicht Gedächtnis und Sprache früh betroffen, sondern andere Fähigkeiten, etwa die räumliche Orientierung und das Erkennen von Gesichtern, oder Persönlichkeit und Verhalten ändern sich. Schreiten die Hirnveränderungen fort und breiten sich aus, so verwischen sich auch die Symptome. Die einzelnen Erkrankungen verlieren ihre spezifische Charakteristik.

Kommt jemand trotz verminderter Leistungsfähigkeit ohne fremde Hilfe zurecht, so spricht man von *leichter kognitiver Beeinträchtigung*. Danach kann zunächst die Fähigkeit verloren gehen, anspruchsvolle Aufgaben, die früher bewältigt werden konnten, weiterhin zu erledigen (z.B. Bankgeschäfte, Orientierung in fremder Umgebung, Erinnerung an komplizierte Absprachen vom Vortag). Dazu wird fremde Hilfe benötigt. An diesem Punkt wird deutlich, dass die Festlegung «(noch) nicht dement» oder «bereits dement» individuell sehr unterschiedlich ist. Der Alltag und damit die Demenzschwelle eines genialen Mathematikers oder Konzertpianisten sieht anders aus als die eines Handwerkers. Dabei stellt die Vielseitigkeit einer praktischen Tätigkeit mit kluger Planung und tagtäglichen sozialen Kontakten zusammen mit manueller Geschicklichkeit sogar ein umfangreicheres Training des menschlichen Gehirns dar als einseitige akademische und künstlerische Übungen. Die zuverlässige Beurteilung, ob ein deutlicher Leistungsverlust eingetreten ist, der eine Demenzdiagnose rechtfertigt, muss in diesen Grenzsituationen sehr individuell betrachtet werden. Die meisten Patienten gelangen erst zur Untersuchung, wenn nur noch wenig

	Ursache (Auswahl)	Behandlung (Auswahl)
Alzheimer-Angst	Hypochondrie, Persönlichkeits-akzentuierung	Diagnostik, Beratung, Psychotherapie
Depression	Belastungen, Veranlagung	Aktivierung, Psychotherapie, Medikamente, Schlafhygiene
Delir = Verwirrtheitszustand	muss rasch gesucht ...	... und gezielt behandelt werden
Drogen & Medikamente	Schlaftabletten, Polypharmazie*	kontrolliertes Absetzen
Gedächtnisstörung (Amnesie)	Alkoholismus, Vitaminmangel	Abstinenz, Vitamin-B1-Gabe
Sprachverständnis- und Sprechstörungen (Aphasie)	Schlaganfall im Sprachareal	Rehabilitation, Ergotherapie, Sprech- und Sprachtraining

Tab. 1: Erkrankungen, die aussehen können wie eine Demenz, aber ganz anders behandelt werden müssen.
* Polypharmazie = Einnahme vieler Medikamente

Zweifel bestehen, dass eine Demenz vorliegt. In den letzten Jahren kommen aber immer mehr gut informierte und besorgte Menschen mit exquisit hohen Ansprüchen an sich selbst, die dann in einer besonders genauen Untersuchung tatsächlich verkrampfen und geringe Defizite als Zeichen bevorstehenden Unheils auffassen.

Erkrankung und Symptome schreiten bei den meisten Patienten mit einer Demenzdiagnose fort. Es gibt jedoch auch Demenzformen, die sich von selbst oder durch eine zielgerichtete Behandlung zurückbilden, die also reversibel sind. Dazu zählen z. B. Entzündungen des Gehirns oder der sogenannte Normaldruckhydrozephalus, ein Aufstau von Nervenwasser in den Hirnkammern, der sich oft gut behandeln lässt, sowie eine Depression, die im Alter einer Demenz sehr ähnlich sehen kann (Tab. 1).

Eine wichtige Unterscheidung von der richtigen Demenz mit

einer ernsthaften Hirnveränderung ist die «Pseudo-Demenz», also die scheinbare Demenz. Es gibt tatsächlich einige wenige Patienten, die vorsätzlich eine Demenz vorzutäuschen versuchen. Andere sind so sehr getrieben von der Angst, an Alzheimer zu erkranken – wie ihre eigenen Angehörigen oder wie Prominente, deren Schicksal in den Medien ausgestellt wird –, dass nicht nur die übergenaue Selbstbeobachtung, sondern auch die Testleistung den Verdacht scheinbar bestätigen.

Depression

Depressive Erkrankungen, die im Alter die geistige Kraft so sehr zermürben, dass tatsächlich der überzeugende Eindruck einer Demenz entsteht (Demenzsyndrom der Depression), sind nicht selten. Um diese Krankheitsbilder, die einer Demenz täuschend ähnlich sehen, aber gänzlich anders behandelt werden müssen, zuverlässig zu erkennen, ist eine solide Diagnostik unverzichtbar – auch wenn sich am Ende herausstellt, dass sich Demenz und Depression überlagern.

Für eine vorrangig depressive Erkrankung sprechen neben den oft detailliert geschilderten Beschwerden auch Angst, Antriebs-, Schlaf- und Appetitstörungen, eine besonders schlechte Leistungsfähigkeit in den Morgenstunden (Morgentief) sowie frühere depressive Phasen. Manchmal fällt eine Diskrepanz zwischen den ausgeprägten Klagen über die eingeschränkte geistige Leistungsfähigkeit auf und der doch recht brauchbaren Alltagsbewältigung, intakter Orientierung und Hygiene. Bei der neuropsychologischen Testung geben Patienten oft an, dass sie das nicht schaffen können, wobei sich aber meist keine Anhaltspunkte für Auffassungsstörungen, Wortfindungsstörungen und dergleichen ergeben.

Häufig lassen sich bekannte Ursachen und Auslöser einer depressiven Erkrankung ausfindig machen, z. B. Verluste und Einsamkeit, Ortswechsel und finanzielle Sorgen, Medikamenten- oder Alkoholabhängigkeit, mitunter körperliche Gebrechen. Meist fehlen aber verdächtige Hinweise auf eine schwerwiegende körperlich bedingte Erkrankung oder eine Hirnerkrankung, die eine Demenz erklären könnten. Anhaltende und wiederkehrende depressive Episoden erhöhen ihrerseits das Risiko für körperliche Erkrankungen und Demenzen (siehe Kapitel 4, Vorbeugung).

Die Konsequenz kann also nur darin bestehen, Depressionen zu behandeln, auch wenn man sich nicht absolut sicher sein kann, ob noch neurodegenerative, hormonelle oder ganz andere Ursachen mit beteiligt sind. Idealerweise lassen sich depressive Störungen durch praktische, soziale Unterstützung günstig beeinflussen, manchmal auch durch traditionelle Psychotherapie oder ganz pragmatisch, aber recht zuverlässig durch die richtigen Medikamente.

Delir

Ein Verwirrtheitszustand (= Delir; von lat. *delirare* = aus der Spur geraten) kann rasch, innerhalb von Stunden oder Tagen, auftreten, während sich die (Alzheimer-)Demenz langsam über Jahre entwickelt. Dieser einfache Unterschied wird nur dadurch kompliziert, dass sich ein Verwirrtheitszustand häufig auf eine Demenz auflagern kann oder dass nach dem Abklingen eines Verwirrtheitszustandes im höheren Lebensalter bei nunmehr genauerem Hinsehen erstmals eine Demenz diagnostiziert wird. Nach den genauen körperlichen oder chemischen Ursachen eines Delirs muss immer dringlich und mit Nachdruck gesucht werden.

Charakterisiert ist das Krankheitsbild neben dem meist raschen Beginn durch Leistungsschwankungen, die oft innerhalb eines etwas längeren Gesprächs oder im Laufe des Tages auffallen. Der Betroffene kann Wachheit und Aufmerksamkeit nicht aufrechterhalten, wodurch die Sinneseindrücke ungeordnet bleiben und nicht zuverlässig im Gedächtnis abgespeichert werden. Die Patienten wissen also nicht, was die Uhr geschlagen hat, wo sie sind, wie sie herkamen, und verstehen die Situation nicht (zeitliche, räumliche und situative Desorientierung). Fehlwahrnehmungen im Sinne von Missverständnissen, Verkennungen und falschen Sinneseindrücken kommen vor. Dabei handelt es sich typischerweise um optische Halluzinationen (weiße Mäuse auf der Bettdecke etc.).

Verwirrtheitszustände fallen auf, wenn der Betroffene aufgeregt, agitiert ist und sich in Handlungen oder Worten verwirrt zeigt. Die meisten Verwirrtheitszustände sind jedoch still und lassen sich erst bei genauer Beobachtung und im längeren Kontakt erkennen. Entsprechend können auch die Gefühle aufgemischt oder verändert sein. Der Tag-Nacht-Rhythmus ist gestört, und häufig nehmen sowohl der Grad der Verwirrtheit als auch die Unruhe gegen Abend und in der Nacht zu.

Das Risiko für ein Delir wird gesteigert durch höheres Alter (und die damit verbundenen gesundheitlichen Probleme), eine vorbestehende Einschränkung der geistigen Leistungsfähigkeit und Stressbelastbarkeit, Hör- und Sehstörungen, Rauchen (beziehungsweise Entzug), Alkoholismus (beziehungsweise Entzug), Schlafmittelabhängigkeit (beziehungsweise Entzug), Schlafstörungen aller Art, Infektionen, Schmerzen, Narkose, fremde Umgebung (Hotel, Krankenhaus, Pflegeheim) und Medikamente aller Art. Das Stichwort dazu lautet: anticholinerge Wirkung. Medikamente aller Art verhindern die Wirkung des eigenen Botenstoffes Azetylcholin, der im Gehirn für Wachheit und Klarheit sorgt. Von diesem Botenstoff wird an verschiedenen Stellen die Rede sein.

Daten

«Epi-demisch» (altgr. *epi* = auf; *demos* = Volk) sind Erkrankungen, welche die Bevölkerung in erheblichem Ausmaß betreffen. Die Wissenschaft der Epidemiologie beschäftigt sich nicht nur mit der Häufigkeit von Erkrankungen (Prävalenz) und den Neuerkrankungszahlen in einer bestimmten Zeit (Inzidenz), sondern auch mit Risikofaktoren, die mit dem Auftreten der Erkrankungen zu tun haben. Die Epidemiologie ist in Zeiten der Pandemie zu der großen Berühmtheit gelangt, die ihr ohnehin zusteht. Auch wenn jeder Mensch einzeln betrachtet werden muss, kann erst die systematische Erfassung großer Zusammenhänge zu neuen Erkenntnissen verhelfen, die dann auch für

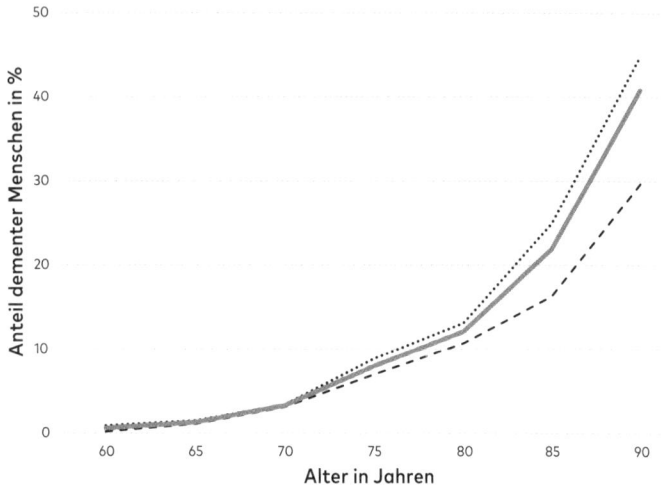

Abb. 4: Alter und Demenz: der Prozentsatz dementer Patienten pro Altersstufe in Europa (durchgezogene Linie – Durchschnittswert; gepunktet – Frauen; gestrichelt – Männer)

große Teile der Bevölkerung in Vorbeugung und Behandlung von Bedeutung sind. Vage Eindrücke lassen sich auf diese Weise mit zuverlässigeren Zahlen belegen oder die mit ihnen verbundenen Befürchtungen zerstreuen.

Am Beispiel der Demenz bestätigt sich die exponentielle Zunahme der Erkrankungen im hohen Alter. Damit werden also Ansichten von Bibel, Koran und Breu (Abb. 2) zahlenmäßig untermauert. Überraschend ist z. B. die Erkenntnis, dass 40 Prozent der Patienten, die in einem Allgemeinkrankenhaus behandelt werden, unter zumindest leichten Störungen der geistigen Leistungsfähigkeit, viele auch unter einer Demenz leiden. Müßig ist die Frage, ob nun aktuell 1,28 oder 1,62 Millionen Bürger der Bundesrepublik eine Demenz aufweisen. Geradezu absurd erscheint daher die Angabe, dass in einem teilweise deutschsprachigen Land 144 337 Menschen unter einer Demenz leiden und jährlich 30 910 dazu kommen. Solche Schätzungen sind für die Gesundheitsplanung eines Landes sehr wichtig, legen aber das Missverständnis nahe, dass nur ein kleiner Teil der Bevölkerung unter einer Demenz leidet und der Rest nichts damit zu tun hat. Noch abenteuerlicher sind Angaben wie: 68,8 Prozent der dementen Patienten leiden an einer Alzheimer-Demenz, 12,3 Prozent an einer Demenz aufgrund von Hirngefäßerkrankungen und so weiter. Weit wichtiger ist die Einsicht, dass alle auf die Demenz zusteuern und nur ein Drittel der Menschen in den entwickelten Ländern verstirbt, ohne geistige Leistungseinbußen erlebt zu haben. Ein weiteres Drittel entwickelt eine leichte Leistungsminderung und ein weiteres Drittel das Vollbild einer Demenz. Etwa zwei Drittel der Menschen mit Demenz sind Frauen (ein wichtiger Grund: die höhere Lebenserwartung). Die Hälfte aller älteren Menschen klagt über gelegentliche Probleme mit dem Gedächtnis, und ein Viertel macht sich deshalb Sorgen.

2. Untersuchung (Diagnostik)

Krankengeschichte (Anamnese)

Wie bei fast jeder anderen Erkrankung weist auch hier vor allem die Geschichte des Patienten und seiner Beschwerden den Weg zur Diagnose. Bei einer fraglich dementiellen Erkrankung können allerdings mangelnde Erinnerungsfähigkeit, beeinträchtigte Einsicht in die Probleme, ausgesprochener Unwillen, Angst, Depression und die Peinlichkeit solcher Beschwerden einem zuverlässigen Informationsaustausch entgegenstehen. Daher kann der Fremdanamnese, der Befragung eines vertrauenswürdigen Verwandten oder Bekannten, besondere Bedeutung zukommen – falls der Patient dies zulässt. Bei starken Divergenzen in den Angaben muss auch bedacht werden, dass die Informationen durch bestimmte Interessen verzerrt werden können (z. B. Erbschaftsangelegenheiten). Daher müssen auch scheinbar zuverlässige Fremdangaben oft hinterfragt werden.

Beginn. Bei vaskulären und entzündlichen Hirnerkrankungen oder nach Schädel-Hirn-Verletzungen kann die Demenz akut beginnen: ein schwerer Auffahrunfall, eine Schlägerei, ein sportlicher Knockout mit Hirnblutung durch Aufprall im Ring können nen schlagartig dement machen.

Die meisten anderen vorrangig neurodegenerativ bedingten Hirnveränderungen schleichen sich ein, über Wochen, Monate oder meist Jahre. Der Mensch und sein Gehirn entwickeln dabei unbemerkt Techniken, um mit der eingeschränkten geistigen Kapazität zurechtzukommen: mehr üben, besser kontrollieren, Anstrengendes vermeiden usw. Symptome machen sich erst bemerkbar, wenn diese Strategien nicht mehr hinreichend funktionieren oder unter besonderen Stressbedingungen. Obwohl die Entwicklung meist langsam vonstattengeht, lauten die Geschichten oft ganz anders.

«Seit mein Mann dort im Krankenhaus behandelt worden ist, hat er diese Schwierigkeiten, seit der Narkose, vorher war er ganz gesund.» – «Seit dem Schlaganfall», «seit er sich mit der Grippe angesteckt hat», «seit der Impfung», «damals im Italienurlaub» fing es plötzlich an: «Er hat auf dem Campingplatz nicht mehr zum Zelt zurückgefunden und war Stunden unterwegs. Am nächsten Tag hat er sich dann auch noch verfahren und wurde von den Carabinieri aufgegriffen und begleitet.» Mit derart stressbelasteten Erlebnissen, nach Vorhaltungen und Bloßstellungen vor Familie und Freundeskreis gehen die gewohnte Selbstverständlichkeit und Sicherheit verloren. Die Betroffenen fangen häufig an, sich zwanghaft zu kontrollieren und zu prüfen. Das kostet zusätzliche Konzentration und Kraft, die dann für andere Leistungen nicht mehr zur Verfügung stehen.

Beschwerden. Klagen über die Vergesslichkeit und alles, was damit zusammenhängt, sind häufige Frühsymptome: Ärger mit der Ehefrau wegen nicht erledigter Einkäufe, schreibt und vergisst Einkaufszettel, kann Sachen nicht ausreichend lange im Kopf behalten, um sie zu notieren; findet andere Gegenstände nicht mehr, erinnert sich nicht mehr an Verabredungen, Geburtstage (falls er sich früher daran erinnert hat), will eigenen

Geburtstag nicht mehr feiern (falls er das früher gerne getan hat); verliert im Gespräch leicht den Faden, nimmt nicht mehr aktiv teil; Verunsicherung, depressive Verstimmung, Wortfindungsstörungen; verfährt sich auf fremder Strecke, kleine Schrammen am Auto und Strafzettel; kann keine zwei Dinge mehr gleichzeitig im Kopf behalten oder tun *(multitasking)*, leicht ablenkbar, fühlt sich schnell gestört, kann Absichten und Wege nicht mehr beschreiben, findet das richtige Wort für einen Gegenstand nicht mehr; vernachlässigt Hobbys, führt Aufgaben nicht zu Ende; hat neuerdings Schwierigkeiten mit Handy, Digitaluhr, Navigationssystem im Pkw, Computer, neu beschaffter Unterhaltungselektronik oder Werkzeugen, die zweckentfremdet werden. (Hierbei ist anzumerken, dass sich die Maßstäbe in der Gesellschaft verschieben: Der Cyberkrieg gegen Alte, für die neue Barrieren errichtet werden, beginnt beim Digitalradio ohne leicht begreifbare Schalter und Knöpfe und endet in einer totalitären Technologie von Netzbetreibern und Banken.) Probleme in rechtlicher und finanzieller Hinsicht müssen bei den Betroffenen oft erst erfragt werden: Bestellen unnützer Gegenstände, Teilnahme an Glücksspielen, Schwierigkeiten bei Kontoführung und Überweisungen; Hereinfallen auf Enkeltricks, falsche Polizisten oder spezialisierte Versandangebote.

Charakteristische Kleinigkeiten: Sein Leben lang hat er eine Tasse Kaffee nach dem Mittagessen getrunken, seit ein paar Wochen sind es zwei und nun sogar drei; er ist seit zwölf Jahren in Rente und gönnt sich seither acht Stunden Schlaf, seit einem Vierteljahr sind es zehn und ein Mittagsschläfchen dazu; im Stadtverkehr nickt er ein, selbst am Steuer.

Er will nichts von den eigenen Beschwerden preisgeben und nicht von anderen darauf angesprochen werden; depressiv verstimmt oder mürrisch, zieht sich zurück, will nichts mehr mit anderen zu tun haben; er kommt mit den Tabletten durcheinander, nimmt zu viel oder zu wenig.

Weniger häufige Frühsymptome. Mitunter gehen Geruchs- und Geschmacksvermögen früh verloren und damit auch der Appetit. Wurde ehedem bei der Gartenarbeit noch vernünftig getrunken, tritt jetzt die Ermattung durch Austrocknung schon am späten Vormittag ein und wird in der Nachmittagssonne zum ausgeprägten Verwirrtheitszustand. Der Gang wird kleinschrittig, die Bewegungen von Armen und Beinen werden ungeschickt und steif (Parkinson- Krankheit?). Breitbeiniger, dabei unsicher tastender Gang, insgesamt verlangsamt (SAE, subkortikale arterioklerotische Enzephalopathie?). Der (künftige) Patient fängt an, unruhig zu schlafen, boxt im Schlaf und hat seine Ehefrau dabei schon einmal verletzt (REM-Schlafstörung mit Ausagieren der Träume; kann einer Parkinson-Krankheit etc. lange vorausgehen). Er hebt die Beine nicht mehr richtig, bleibt hängen und stürzt, ohne sich abfangen zu können (progressive supranukläre Parese?).

Tagsüber ist er «ganz der Alte» und geht erfolgreich seinen gewohnten Geschäften nach. Im Gespräch sind seine Klarheit und Kompetenz über jeden Zweifel erhaben. Wenige Stunden später sieht er aber in der Dämmerung wieder Liliputaner im Treppenhaus, die er energisch mit wilden Stockschlägen vertreibt (Charles-Bonnet-Syndrom). Er hat sie eindeutig gesehen. Eine Fensterscheibe ist zu Bruch gegangen. Dies kommt nun mehrfach vor. Darauf angesprochen, erklärt er am Tage felsenfest und überzeugend, dass es sich vor Wochen um eine holographische Laserprojektion gehandelt haben könnte, die von seinem Nachbarn inszeniert worden sei. Inzwischen kämen aber tatsächlich und regelmäßig kleine Menschen in seine Wohnung, die sich geräuschlos an seinen Tisch setzen (Dinner-for-one-Syndrom). Er habe sich sogar mit einigen angefreundet. Man trinke Tee, wobei aber seltsamerweise nichts geredet werde (Demenz mit Lewy-Körperchen?). Spielschulden (nach Behandlung der Parkinson-Krankheit mit Dopaminagonisten?). Andere entwickeln Heißhunger auf Süßigkeiten oder neue Vorlieben wie die für Likör. Mitunter kann trotz reichlicher Nahrungszufuhr ein früher Gewichtsverlust eintreten.

Sehr seltene Beschwerden. Seine Hand gehorcht ihm nicht mehr und macht Sachen, die er gar nicht beabsichtigt (corticobasale Degeneration?). Plötzliche Schlaflosigkeit: Es gibt eine ganz besondere neurodegenerative Demenzerkrankung, die über Nacht beginnt und bei der die sehr wenigen Betroffenen meist sofort wissen, was auf sie zukommt (fatale familiäre Insomnie?).

Beim Arzt

Gespräch. Gründe für eine Vorstellung beim Arzt sind vor allem Vergesslichkeit, eigene Beunruhigung oder die Besorgnis der Angehörigen. Auf keine andere Leistung ist der Mensch so stolz wie auf sein geistiges Vermögen; unser Kopf birgt unsere ganzen Geheimnisse. Daher ist die Scheu vor dem intellektuellen Offenbarungseid gut verständlich. Andere Gesundheitsprobleme im Alter mögen schmerzhaft und behindernd sein – Hör- und Sehstörungen, Herz-Kreislauf- oder Stoffwechselkrankheiten, eingeschränkte Bewegungsfähigkeit –, aber die geistige Leistungsfähigkeit ist unser ganz privates Eigentum.

Vorsicht und Taktgefühl sind also bei der Aufdeckung von Schwächen angebracht. Viele Menschen wollen nicht untersucht werden, und das ist ihr gutes Recht – ein Recht auf Nichtmitmachen und Nichtwissen. (Fast) Niemand, gleich in welchem Stadium der Erkrankung, soll gegen seinen Willen zu einer Untersuchung gezwungen werden. Es sei denn, es gibt sehr gute Gründe zu der Annahme, die Untersuchung, deren Sinnhaftigkeit er nicht einsehen kann, bringt für ihn wahrscheinlich so große Vorteile, dass er sie seinem eigentlichen Willen nach bei klarem Verstande begrüßen würde. Solche Situationen kommen vor und müssen, solange keine akute Gefahr im Verzug ist, im Vorfeld sorgfältig geprüft werden.

Der Angst vor der Untersuchung steht die «Alzheimer-Angst» gegenüber. Viele fürchten sich davor, unter einer beginnenden Demenz zu leiden. Zu dieser Gruppe gehören sowohl Patienten, die eine Demenzerkrankung etwa der eigenen Eltern erlebt haben und daher wissen, dass sie statistisch ein höheres Risiko tragen. Dazu gehören auch solche, die jede kleine Schwäche überbewerten und sich vermehrt selbstkritisch beobachten. In Vergessenheit gerät dabei meistens die Tatsache, dass die geistige Leistungsfähigkeit ein Leben lang limitiert war und ständig schwankt,

wir uns aber längst daran gewohnt hatten, ehe im Alter die
große Sorge dazutrat und immer strengere Maßstäbe angelegt
werden. Hier kann eine Untersuchung helfen, übertriebene
Ängste zumindest zeitweise zu zerstreuen (oder zu schüren).

Die meisten Patienten, die den Weg zum Arzt selbst oder auf
den mehr oder weniger sanften Druck ihrer Angehörigen finden,
wollen sich dann auch wirklich untersuchen lassen.

> Die folgenden Punkte sollen zur Sprache kommen: Bei wel-
> chen Situationen sind welche Probleme aufgetreten? Wann
> hat das begonnen? Gab es tageszeitliche Schwankungen,
> Schwindel, Stürze, Schnarchen, Schlafen am Steuer, Sensibi-
> litäts-, Seh- oder Hörstörungen? Psychische Vorerkrankun-
> gen, z.B. Depression, Schizophrenie oder ähnliche Erkran-
> kungen, Sucht, Delir in der Vergangenheit als Hinweis auf
> reduzierte Belastbarkeit und Reserven? Sind ähnliche Er-
> krankungen in der Familie bekannt? Gibt es aktuell oder gab
> es in der Vergangenheit wichtige, behandlungsbedürftige
> körperliche Erkrankungen? Welche Medikamente werden
> eingenommen oder sollten eigentlich auf Anraten verschie-
> dener Fachärzte eingenommen werden? Wo sind die Ergeb-
> nisse von Voruntersuchungen und Krankenhausaufenthal-
> ten (alte Arztbriefe, Behindertenausweis, Pflegestufe etc.)?

Während eines Gesprächs können wichtige Details auffallen.
Bleibt der Betroffene aufmerksam und freundlich zugewandt,
hält er Blickkontakt, oder ist der Kontakt durch Unsicherheit,
Sehstörungen (Brille vergessen?), schlechtes Gehör (Hörgerät
vergessen?), häufige Nachfragen oder Widerwillen und Ableh-
nung gestört? Sind die Antworten oder Fragen sachlich und
angemessen oder gehen sie am Punkt vorbei? Sind Mimik und
Gestik lebhaft oder verlangsamt und steif? Wendet sich der Untersuchte oft hilfesuchend an eine Begleitperson, wirkt er über-
trieben ängstlich oder unselbständig?

Besonders dringlich und besonders umsichtig muss die Diagnostik erfolgen bei Vorliegen schwerer Belastungen (z.B. Ver-

	Kortikale Demenzen	Subkortikale Demenzen
Lokalisation	Großhirnrinde, Hippokampus	Basalganglien, Thalamus
Symptome	Werkzeugstörungen von Gedächtnis (Amnesie) Sprache (Aphasie) Handeln (Apraxie) Erkennen (Agnosie)	Basisstörungen mit Verlangsamung Verstimmtheit Vergesslichkeit
Bewegungen	unauffällig	extrapyramidalmotorische Störungen
Beispiele	Alzheimer-Demenz, LATE (siehe dort), frontotemporale Degeneration, «Multi-Infarkt-Demenz» u. a.	Parkinson-Krankheit, progressive supranukleäre Parese, Chorea Huntington «subkortikale arteriosklerotische Enzephalopathie» u. a.
Mischformen	Demenz mit Lewy-Körperchen; neurodegenerativ und vaskulär bedingte Mischdemenz; Multiple Sklerose; AIDS-Enzephalopathie; Boxerdemenz; hypoxischer Hirnschaden; und vor allem die gemischten Demenzen	

Tab. 2: Demenzformen mit vorrangiger Beteiligung der Hirnrinde (Kortex) und mit Schwerpunkt in tiefer gelegenen Hirnarealen (subkortikal)

dacht auf Depression); in jüngerem Lebensalter (v. a. seltene Erkrankungen); bei raschem Auftreten, da eine rasch fortschreitende und dringend behandlungsbedürftige Erkrankung verantwortlich sein kann (z. B. eine Blutung nach einem Sturz); bei Verhaltensauffälligkeiten, die den Patienten selbst und die Angehörigen gefährden (z. B. Aggressivität); bei schlecht behandelten Grunderkrankungen (z. B. Diabetes mellitus, Bluthochdruck); bei komplikationsträchtigen Suchterkrankungen (z. B. Tablettenabhängigkeit, Alkoholismus); bei dem Verdacht, dass ein Patient finanziell und rechtlich übervorteilt werden soll (z. B. Betrug, Betreuung, Testament).

Körperliche Untersuchung. Ältere Menschen unterziehen sich viel häufiger einer medizinischen Untersuchung ihres Körpers als ihres Geistes. Das fällt leichter. Auch bei «psychischen» Problemen ist die körperliche Untersuchung unerlässlich; sie muss nicht unbedingt vom gleichen Arzt gemacht werden. Wichtig sind unter anderem Hinweise und Folgen von Herz-Kreislauf-Erkrankungen (hoher Blutdruck, Herzinfarkt), Stoffwechsel-(Diabetes mellitus; erhöhte Blutfette) und hormonellen Erkrankungen (Schilddrüsenüber- oder -unterfunktion). Äußerlich erkennbar sind unter anderem Austrocknung (Dehydratation), äußere Hinweise auf Infektions-, Stoffwechsel- oder chronische Abhängigkeitserkrankungen (Fieber, Schwitzen, auffallende Verfärbungen der Haut). Auch die offensichtlichen Werte (Körpergröße und Gewicht) können aufschlussreich und im weiteren Verlauf bedeutsam sein.

Die Symptomatik erlaubt oft Rückschlüsse auf den Schwerpunkt der Hirnveränderungen. So weisen Störungen der unwillkürlichen Bewegung auf eine Beteiligung der tiefer gelegenen Hirnstrukturen hin, der Basalganglien (Tab. 2).

Gedächtnis. Es ist für alle Lebewesen überlebenswichtig, sich den Anforderungen der Umwelt anzupassen. Daran ist der gesamte Organismus beteiligt, keineswegs nur eine spezialisierte Zellgruppe wie das Nervensystem. Wir sind aber besonders stolz auf unsere Hirnleistung an gesunden Tagen und wissen von verschiedenen Erkrankungen, welche Teile des Gehirns für welche Leistungen besonders wichtig sind. Es ist aber durchaus nicht so, dass spezielle Leistungen ausschließlich von einzelnen Teilen des Gehirns allein erbracht werden. Im Zentralnervensystem existieren aber entscheidende Knotenpunkte, die bei Zerstörung – zumindest im erwachsenen Gehirn – nicht mehr ersetzt werden können.

Ist der Mensch wach und aufmerksam, so nimmt er wenige wichtige und sehr viele weniger wichtige Teile seiner Umgebung wahr. Er fühlt sein eigenes Befinden, und in seinem Bewusstseinsstrom formen sich Gefühle und Gedanken, die sich oft mit Themen befassen, über die sich etwas sagen lässt und die interessant sind, über die sich also auch zwischen Menschen gut reden lässt. Diese Inhalte gehen uns immer wieder durch den Kopf. Wir überlegen hin und her, wälzen bedeutende Fragen erst einmal ganz privat. Je intensiver wir uns Gedanken machen, desto fester sind wir meist – aber durchaus nicht immer – fähig, das Durchdachte zu behalten und im rechten Moment wiederzufinden, um die Gedanken allein oder im Gespräch mit anderen wieder aufzunehmen. Dieses Erkennen, Merken und Wiedererinnern von Inhalten, die mehr oder weniger gut mit Worten zu beschreiben sind, repräsentiert jenen entwicklungsgeschichtlich neuen, zivilisierten Teil des Gedächtnisses, der uns bei diesem Thema zuerst in den Sinn kommt – und der auch meist als Erster verloren geht, wenn sich eine Demenz entwickelt: das *deklarative Gedächtnis*. Deklarativ bedeutet in diesem Zusammenhang, dass sich etwas erklären lässt, dass man etwas in Worte fassen kann.

Zur Zeitachse: Etwas geschieht und dringt wenige Millisekunden oder Sekunden später ins Bewusstsein. Sofern der Beobachter oder Zuhörer bei klarem Bewusstsein ist, wird es als unwichtig nur gestreift oder als wichtig genug wahrgenommen, um sich einen Moment darauf zu konzentrieren. Die Wahrnehmung ist damit ins *Kurzzeitgedächtnis* gelangt. Dies ist eine wichtige Voraussetzung, um von dort ins Langzeitgedächtnis überführt, um gemerkt zu werden. Dem Kurzzeitgedächtnis entspricht die momentane, flüchtige elektrochemische Oszillation des Gehirns, die wir subjektiv als Bewusstsein erleben und ganz oberflächlich als Elektroenzephalogramm ableiten können. Das *Langzeitgedächtnis* ist etwas grundsätzlich anderes, nämlich die Architektur unseres Gehirns mit den gesamten Verknüpfungen (Synapsen) der Nervenzellen. Um also etwas aus dem flüchtigen Kurzzeitgedächtnis ins Langzeitgedächtnis zu überführen, muss die Anatomie in Details umgebaut werden. Nur dann kann es Minuten, Stunden, Jahre später gelingen, das Gelernte wieder ins Bewusstsein zurückzurufen, das zwischenzeitlich mit ganz anderen Themen beschäftigt war. Das Einspeichern mit dem notwendigen Umbau des Gehirns erfordert Energie und einen intakten Lernapparat, in diesem Fall das sogenannte limbische System mit dem Hippokampus (siehe Abb. 5). Das limbische System bildet den Übergang vom Hirnstamm zu Großhirn (lat. *limbus* = Saum).

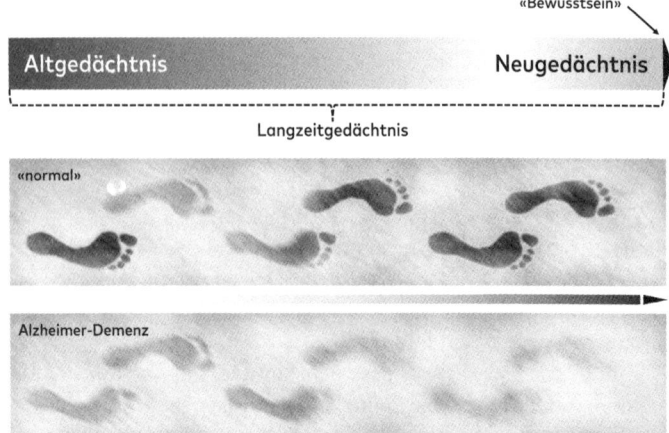

Abb. 5: Kurzzeitgedächtnis und Langzeitgedächtnis. Das Kurzzeitgedächtnis ist nur die winzige Pfeilspitze auf dem Zeitstrahl; es umfasst wenige Sekunden und wenige benennbare Inhalte, die rasch verstreichen. Alles, was über diese wenigen Sekunden hinausgeht und wieder erinnert werden kann, kommt aus dem Langzeitgedächtnis.

Der Test: das verzögerte Wiedererinnern *(delayed recall)*. Eine ziemlich schwierige Aufgabe für das Gehirn besteht also darin, sich wenige Minuten später explizit zu erinnern, welche Bilder oder Wörter vor ein paar Minuten Thema gewesen waren, ehe man sich zwischenzeitlich mit anderen Aufgaben beschäftigen musste, die einem keine Zeit ließen, die Wörter und Bilder fortlaufend zu wiederholen.

Beim Lernen nehmen wir uns alle Zeit, um die wichtigsten Inhalte so lange zu durchdenken und zu wiederholen, offline zu pauken, bis sie wirklich fest im Gedächtnis sitzen. Dabei lassen wir uns nicht von anderen Eindrücken ablenken. Diese entscheidenden, fleißig gelernten Informationen gelangen in das sogenannte *semantische Gedächtnis*, einen Teil des deklarativen Gedächtnisses. Auch Patienten mit einer beginnenden Demenz können sich – mit mehr Mühe als in gesunden Ta-

Einteilung	Beispiele
deklarativ = explizit («bewusst»)	episodisch – was man erlebt, autobiographisch semantisch – was man lernt, Faktenwissen
non-deklarativ = implizit («unbewusst»)	prozedural – automatisierte Handlungsabläufe Konditionierung – reflektorisch und emotional

Tab. 3: Das Gedächtnis und seine Teile: deklarativ – worüber man sprechen kann («bewusst»); prozedural – was man unter bestimmten Bedingungen tun kann und wie man sich fühlt («unbewusst»).

gen – neue Informationen ins semantische Gedächtnis einprägen.

Daneben gibt es einen anderen Teil des deklarativen Gedächtnisses, für den wir uns keine Zeit nehmen können, da das Leben immer weitergeht und stets Neues passiert: das *episodische Gedächtnis*. Dabei handelt es sich um ein Logbuch, das automatisch und online ständig mitgeschrieben wird und uns erlaubt zu sagen, wo wir vor einer Stunde oder im letzten Urlaub waren. Das konnte und musste nicht ausgiebig studiert werden, es wurde einfach erlebt. Um aber auch en passant gespeichert zu werden, muss das limbische System in gutem Zustand sein.

Essentielle Teile des limbischen Systems sind bei einer beginnenden Alzheimer-Demenz nicht mehr imstande, derartige Leistungen beiläufig zu erbringen. Daher bezieht sich eine der typischen frühen Klagen von Betroffenen auf die Vergesslichkeit; bestätigt wird die Angabe des Patienten oder seiner Angehörigen z.B in einem kurzen Test, der als notwendigen Bestandteil eben das verzögerte Wiedererinnern *(delayed recall)* beinhaltet.

Das gesamte Zentralnervensystem ist an Gedächtnisleistungen beteiligt. Dieser nicht sehr schwere, aber energieverzehrende Apparat dient in erster Linie dazu, das möglichst gute Überleben zu sichern. Dazu muss aus den Erfahrungen gelernt werden, und zwar zu jedem Zeitpunkt und in vielen kleinen Details. Nur wenig von der komplizierten Aufgabe, bei Gegenwind auf einem rutschigen Weg bergaufwärts zu gehen, ohne zu stürzen, dringt lauthals in unser Bewusstsein; unser Befinden wird aber sehr wohl dadurch beeinflusst, wie erfolgreich die

Aufgabe mithilfe unserer Vorerfahrung bewältigt wird. Beim nächsten Anlauf wird es vermutlich noch besser gehen, oder wir haben gelernt, diese Strapaze unter solchen Bedingungen nicht mehr auf uns zu nehmen, weil es sich nicht lohnt. Bei der geschilderten Aufgabe geht es nicht in erster Linie um Worte, sondern um Geschicklichkeit in der Bewegung und Einteilung der eigenen Kraft. Dazu werden Information aus Haut, Muskel, Herz, Innenohr (Gleichgewicht) und Auge in einer Geschwindigkeit und Menge verarbeitet, mit der keine gedachten oder gesprochenen Sätze Schritt halten könnten. Der allergrößte Anteil ständig ablaufender Lernvorgänge spielt sich also nicht im Bereich der Worte und Schulaufgaben ab, sondern «non-deklarativ», außerhalb der Verbalisierung. Andere Begriffe dafür sind prozedural, gewissermaßen verfahrenstechnisch, oder implizit, scheinbar automatisch ablaufend und an allen Vorgängen beteiligt (aber dabei keineswegs unbewusst oder geheim).

Diese impliziten Vorgänge reichen von den Eingeweiden, deren Aktivität nicht allein dem eigenen vorprogrammierten Rhythmus oder den aktuellen Anforderungen vor Ort folgen dürfen, sondern den Möglichkeiten des gesamten Organismus angepasst werden müssen, bis hin zur raffinierten Feinmotorik eines Uhrmachers oder Eisläufers. Uhrmacher und Eisläufer können sich vornehmen, jetzt gleich ein Zahnrädchen oder die Pirouette in Gang zu setzen, der geschickte Ablauf setzt aber jahrelange Übung voraus, deren Programmierschritte sehr dicke Bücher füllen würden.

Unsere Gemeinsamkeiten mit bzw. Unterschiede zu verwandten Tierarten lassen Rückschlüsse auf das Alter bestimmter Leistungen und der zuständigen Nervenzellen zu. Man gewinnt den Eindruck, dass die ältesten Grundlagen etwa im Bereich des vegetativen, des Eingeweidenervensystems relativ stabil sind und dies auch für die Verschaltung der sensomotorischen Regelkreise auf der Ebene des Rückenmarks bis zum Hirnstamm gilt. Allerdings ist einzuräumen, dass das Nervensystem der Eingeweide bei der Parkinson-Krankheit früh in Mitleidenschaft gezogen wird und der Hirnstamm mit bestimmten Kerngebieten sowohl bei der Parkinson- als auch der Alzheimer-Krankheit

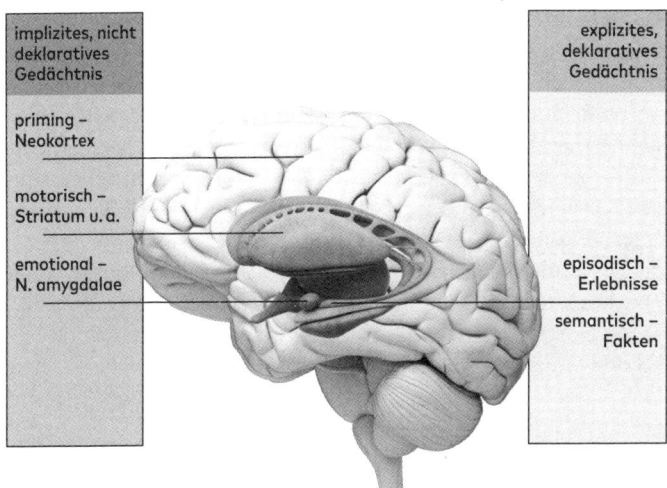

implizites, nicht
deklaratives
Gedächtnis

priming –
Neokortex

motorisch –
Striatum u. a.

emotional –
N. amygdalae

explizites,
deklaratives
Gedächtnis

episodisch –
Erlebnisse

semantisch –
Fakten

Abb. 6: Die «Anatomie» des Gedächtnisses. Das gesamte Gehirn ist an Gedächtnisleistungen beteiligt, aber bestimmte Teile sind für bestimmte Teilleistungen unbedingt notwendig.

früh Veränderungen zeigt. Die häufigsten Probleme, die bei den meisten Patienten mit beginnender Demenz im Vordergrund stehen – Vergesslichkeit und Wortfindungsstörungen –, sind jedoch auf eine Schädigung von Hippokampus und der neueren, vorderen Anteile der Großhirnrinde zurückzuführen:

Der hintere Teil des Hippokampus ist beim Menschen an den gleichen Aufgaben beteiligt wie bei unseren Artverwandten: der räumlichen Orientierung. Der vordere, der Stirn zugewandte Teil dient nicht mehr der örtlichen, sondern der wörtlichen Orientierung. Tatsächlich dienen Worte der Orientierung im geistigen Raum. Das anatomische Fundament der Worte ist also das gleiche wie das der Orte (Abb. 6). In einer Studie konnte gezeigt werden, dass die hinteren Hippokampus-Anteile bei Londoner Taxifahrern mit erfolgreicher Prüfung größer waren als bei erfolglosen Prüflingen und dass sie mit längerer Berufserfahrung immer stärker wurden – während die vorderen an Volumen abnahmen.

Gedächtnistestung. Auch kurze, scheinbar harmlose Fragen können derart kränkend wirken, dass in der angespannten Situation nur ein ziemlich schlechtes Ergebnis erzielt wird. Und das ist dann noch kränkender und richtiggehend belastend, möglicherweise auch weit von dem entfernt, was der Untersuchte im Alltag zu leisten imstande ist. Also ist auf allen Seiten eine gewisse Vorsicht und Zurückhaltung in der Durchführung und Interpretation der Ergebnisse geboten.

Eine typische Aufgabe besteht darin, sich eine kurze Reihe von Begriffen oder von Bildern zu merken, z. B.:

«Können Sie mir bitte diese drei Wörter nachsprechen: Apfel, Stift, Hund?
…
Danke. Bitte merken Sie sich diese Wörter.
(Und jetzt machen wir ein paar Minuten etwas anderes, um Sie abzulenken, und danach …)
…
Erinnern Sie sich an die drei Wörter, die ich Ihnen vorhin gesagt habe?»

Bei diesem verzögerten Wiedererinnern wird überprüft, ob der Untersuchte imstande war, die drei Wörter, die er anfangs unmittelbar nachsprechen konnte, nach einigen Minuten wieder aus dem Langzeitgedächtnis hervorzuholen. Gelingt dies, ist damit auch bewiesen, dass sie vorher erfolgreich eingespeichert wurden.

Es ist beruhigend, wenn alle drei Wörter erinnerlich sind, obwohl aufgrund einer ablenkenden Aufgabe dazwischen keine Möglichkeit bestand, sich diese Wörter immer wieder vorzusagen. Wurde ein Wort vergessen, ist das noch nicht alarmierend. Wurden zwei oder alle drei vergessen, muss man darüber nachdenken, ob eine sorgfältige Untersuchung sinnvoll ist. Es könnte sich z. B. auch um eine Störung handeln, bei der die Gegenstände erfolgreich eingespeichert wurden, aber nicht mehr gefunden oder hervorgeholt werden können. Auch dieses Phänomen ist «normalpsychologisch» bekannt und hat teilweise eine gewisse Ähnlichkeit zu den Wortfindungsstörungen, bei denen einem der Begriff auf der Zunge liegt, aber nicht einfällt.

Weitere Fragen können sich auf die Orientierung beziehen und vieles andere mehr. Damit ist in den Tests eine bestimmte Punktzahl zu erreichen. Statistisch ist es richtig, dass es einen Zusammenhang zwischen dem Ergebnis der Testung und der Ausprägung der Erkrankung gibt. Es wäre jedoch vollkommen falsch, vorrangig das Testergebnis als Entscheidungskriterium «nicht dement oder dement und, wenn ja, wie schwer» zu verwenden. Dafür sind die meisten Testuntersuchungen zu sehr abhängig von Bildung, Sprachkenntnis und -gewandtheit, Nervosität, Tagesform, Aufmerksamkeit und Untersucher. Der eine lässt seine Klienten mit versteinerter Miene hängen und meldet die Fehler frustrierend negativ zurück, ein anderer ermutigt sie mit kleinen Hilfen.

Kurztests dürfen also nicht mit Entscheidungskriterien verwechselt werden, durch die man eine Diagnose hinreichend begründen kann. Die Demenzdiagnose hängt nicht davon ab, ob jemand imstande ist, das Zifferblatt einer Uhr zu zeichnen, sondern davon, wie er im Alltag zurechtkommt. Hier können die Angaben eines Patienten vom Ergebnis eines Kurztests bestätigt werden; mehr nicht. Damit kann den Testpersonen auch nicht geraten werden, zuhause immer wieder Tests zu üben, um in der Prüfung besser abzuschneiden. Aus diesem guten Grund sind hier auch keine Beispiele entsprechender Tests abgebildet (wer darauf erpicht ist, findet sie aufgrund einiger Angaben trotzdem und erbringt damit den Beweis, dass er sie eigentlich nicht braucht).

Einen ausführlichen Abschnitt zum Thema «Apparative Verfahren» finden Sie unter: https://www.chbeck.de/foerstl-alzheimer-und-demenz

Beurteilung

Demenzstadium und Verlauf. Natürlich verläuft jede Erkrankung bei jedem Menschen auf eine ganz eigene Art. Ähnlich wie bei neuropsychologischen Tests ist es daher schwierig, eine Standardskala zu bilden, die sich zur Einschätzung jedes Patienten eignet. Besondere Schwierigkeiten bereitet immer noch die Entwicklung aussagekräftiger Leistungsskalen für alte Männer im Ruhestand, deren Kompetenzen oft weit von den üblichen alltagsrelevanten Fertigkeiten entfernt liegen.

Viele Hinweise aus der nachfolgenden Schweregradeinschätzung der Demenzstadien vermitteln aber einen Eindruck davon, welche Leistungsbereiche sich im Verlauf einer dementiellen Erkrankung verändern können (Tab. 4). Die «Demenzstadien» gehen fließend ineinander über. Ein Patient, der in einer Woche die Merkmale einer mittelschweren Demenz erfüllt, kann durchaus in der nächsten wieder besser in Form sein und nur leicht dement erscheinen.

Bei vielen, aber eben nicht bei allen Patienten gibt es eine Parallele zwischen dem Nachlassen der Alltagsbewältigung und der Testleistung.

Um die Schwere der Demenz «als solcher» zu beurteilen, sollte eigentlich alles andere ausgeklammert werden, was dem Menschen auch noch zu schaffen macht, also die typischen altersassoziierten körperlichen Beschwerden, Gebrechen und Behinderungen vom Bewegungs- und Stützapparat über Herz und Kreislauf bis zum Hören und Sehen. Dazu zählen etwaige Schwierigkeiten beim Aufstehen, Gehen, Treppensteigen, Toilettengang, Duschen, Körperpflege, An- und Ausziehen, Essen – alles, was beeinträchtigt, ohne durch eine geistige Beeinträchtigung bedingt zu sein.

Mitteilung der Diagnose. Bei der Mitteilung einer Diagnose ist es meist nicht mit einer einfachen Information getan. Es ist wichtig, dass Ärzte in einem Umfang aufklären, wie es für die Patienten und ihre Familien nützlich und verträglich ist. Viele Menschen fürchten sich verständlicherweise vor der Diagnose einer Demenz. Auch aufgeklärte, aufgeschlossene Patienten, die eigentlich gedanklich genau durchdrungen haben, worum es geht, reagieren gelegentlich erschüttert auf eine behutsame Beantwortung der gestellten Frage – mitunter auch mit Verzögerung. Die Mitteilung der Diagnose muss nochmals als Gelegenheit genutzt werden zu erklären, wie natürlich und häufig die Folgen der zugrunde liegenden Hirnveränderungen sind.

Praktisch und psychologisch ist es wichtig, vor allem darauf einzugehen, was jetzt getan werden kann. Die Konsequenz der Diagnose besteht bei den meisten Patienten nicht nur in der Verordnung eines Antidementivums, eines Mittels gegen die Symptome der Demenz. Es lohnt sich oft, nochmals alle medizinischen Risiko- und Ko-Faktoren anzusehen, die beeinflusst werden können (DDDD – Demenz, Depression, Delir, Drogen, einschließlich vieler Medikamente und Alkohol). Es lohnt sich auch, Kontakte zu weiteren Einrichtungen herzustellen, in denen die Familien sozialpädagogisch, rechtlich und gegebenenfalls in der Pflege unterstützt werden können, sobald der Bedarf entsteht. Meist ist es nicht mit einem einzigen Gespräch getan; es hilft, einen Folgetermin für weitere Fragen zu vereinbaren.

Autofahren. Es ist keine gute Idee, mit der Diagnose einer Demenz ein motorisiertes Fahrzeug zu lenken, wenngleich in einem Land der Automobilität auch bei leichter Demenz rechtlich die Devise «Freie Fahrt für freie Bürger» gilt. Sie gilt genau so lange, bis ein Unfall irgendeiner Art als Beweis herangezogen werden kann, dass der Fahrer sein Fahrzeug nicht mehr beherrschte und dies aufgrund der bekannten Diagnose hätte wissen müssen. Seine Familie auch. Der Unfallverursacher und seine Familie stehen am Pranger, selbst in Situationen, in denen der Unfall unvermeidlich war und jeden hätte treffen können. Mit einer dementiellen Erkrankung kann man zusätzliche finanzielle Belastungen, Schulden und Schuldgefühle, ein anhaltend schlechtes Gewissen nicht gebrauchen.

Typische Argumente lauten, es sei noch nie etwas passiert; man fahre immer vorsichtig; wir brauchen das Auto, um einzukaufen; wir fahren immer die gleiche Strecke; meine Frau kann nicht fahren usw.

Die Gegenargumente ergeben sich aus den Folgen dieses Verhalten: häufigeres Verfahren, abgerissene Außenspiegel, Schwierigkeiten beim Rückwärtseinparken, Polizeikontrollen wegen auffälliger Fahrweise, wachsende Angst der Beifahrer(in), bei

	Gesund	Fragliche Demenz	Leichte Demenz	Mittelschwere Demenz	Schwere Demenz
Gedächtnis	keine Gedächtnisstörungen oder leichte, inkonsistente Vergesslichkeit	leichte konsistente Vergesslichkeit	mittelschwerer Gedächtnisverlust, v. a. für kürzliche Ereignisse	schwerer Gedächtnisverlust	schwerer Gedächtnisverlust
		teilweise erhaltene Erinnerung an Geschehnisse	Defizit interferiert mit dem Alltagsleben	nur «überlernte» Inhalte erhalten	nur Fragmente erhalten
		«benigne Vergesslichkeit»	einige Schwierigkeiten mit dem Zeitgitter	neue Inhalte werden schnell vergessen	
Orientierung	vollständig orientiert		einige Schwierigkeiten mit dem Zeitgitter	gewöhnlich desorientiert zur Zeit, häufig zum Ort	nur orientiert zur Person
			bei Untersuchung orientiert zu Ort und Person, geographische Desorientierung möglich		
Urteilsvermögen und Problemlösen	erledigt alltägliche Probleme gut	nur fragliche Beeinträchtigung beim Lösen von Problemen, v. a. bei abstrakten Aufgaben (Ähnlichkeiten, Unterschiede)	mäßige Schwierigkeiten beim Lösen komplexer Probleme	schwer beeinträchtigt beim Lösen von Ähnlichkeits- oder Unterschiedsaufgaben	unfähig, Entscheidungen zu treffen oder Probleme zu lösen
	Urteilsvermögen unverändert zur Vorgeschichte		soziale Urteilsfähigkeit gewöhnlich erhalten	soziales Urteilsvermögen normalerweise beeinträchtigt	

	Gesund	Fragliche Demenz	Leichte Demenz	Mittelschwere Demenz	Schwere Demenz
soziale Kontakte und Aktivitäten	unverändert unabhängige Funktion im Beruf, beim Einkaufen, bei geschäftlichen und finanziellen Angelegenheiten, bei freiwilligen und sozialen Tätigkeiten	nur fragliche oder leichte Beeinträchtigung bei diesen Arbeiten	unfähig, diese Aktivitäten unabhängig wahrzunehmen, Beteiligung ist jedoch immer möglich kann bei oberflächlicher Betrachtung noch normal erscheinen	keine Möglichkeit mehr, Tätigkeiten unabhängig außerhalb des Hauses auszuführen kann gelegentlich noch zu Anlässen außerhalb des Hauses mitgenommen werden	wirkt zu krank, um zu irgendwelchen Anlässen außerhalb des Hauses mitgenommen zu werden
Heim und Hobbys	Leben zu Hause Hobbys und intellektuelle Interessen gut erhalten	Leben zu Hause Hobbys, intellektuelle Interessen leichtgradig beeinträchtigt	leichte, aber definitive Beeinträchtigung der häuslichen Funktionen schwierige Aufgaben abgegeben anspruchsvolle Hobbys und Interessen aufgegeben	nur leichte Aufgaben werden bewältigt stark eingeschränkte Interessen mit Mühe erhalten	keine nennenswerte Funktionsfähigkeit im Haus außerhalb des eigenen Zimmers
Körperpflege	versorgt sich vollständig selbst		muss aufgefordert werden	benötigt Unterstützung bei Anziehen, Hygiene, Ordnung der Habseligkeiten	benötigt viel Hilfe bei der Körperpflege häufig inkontinent

Tab. 4: Die Stadieneinteilung der Demenz nach dem CDR (Clinical Dementia Rating) vermittelt einen Eindruck, welche Leistungsbereiche im Verlauf einer Erkrankung betroffen sein können. Bei einzelnen Patienten laufen die Veränderungen zwischen den einzelnen Bereichen keineswegs synchron ab.

Rot über die Ampel gefahren usw. Bei den meisten Demenzformen nimmt das Reaktionsvermögen ab, und die allgemeine Verlangsamung zeigt sich auch im Straßenverkehr. Gleichzeitig kann die Aufmerksamkeit nicht mehr über längere Zeit aufrechterhalten werden, und der Fahrer ermüdet rasch. Dies kann bereits auf der Fahrt zum Einkaufszentrum und am häufigsten auf der Rückfahrt vom Naherholungsgebiet am Sonntagabend geschehen. Längere Autobahnfahrten haben eine nahezu hypnotische Wirkung. Auch vom Einschlafen an der roten Ampel oder mitten auf der Kreuzung wird berichtet. Dazu kommen körperliche Probleme, Seh- und Hörstörungen, die zu vermehrter Anstrengung und verringerter Reaktionsfähigkeit führen.

Vermeintlich erfolgreich absolvierte Fahreignungstest sind ohne jeden Belang. Die Laborsituation lässt sich kaum auf die Straße übertragen. Besonders brillieren dabei Patienten mit einer Frontalhirnerkrankung durch Reaktionsschnelligkeit und Witz. Sie sind auch auf der Autobahn die Schnellsten, die Letzten, die bei Rot über die Kreuzung fahren, und die Ersten, die bei Auseinandersetzungen mit Unfallgegnern und Polizei handgreiflich werden.

Männern fällt es ungleich schwerer als den meisten Frauen auf den Pkw zu verzichten. Bei mangelnder Übung ist es für gesunde Partnerinnen wichtig, möglichst früh ihre Fahrpraxis wiederzuerlangen. Fahrstunden sind ein guter Weg.

Falls mangelnde Einsicht und Gefahren eskalieren, darf ein Arzt nur als letztes Mittel im rechtfertigenden Notstand (§ 34 StGB) die Schweigepflicht brechen und die Behörden informieren. Die Verantwortung liegt also großenteils bei der Familie. In anderen Ländern wird die Fahrtauglichkeit jenseits eines bestimmten chronologischen Alters selbstverständlich überprüft. In Japan wird dabei sogar ein regelmäßiger neuropsychologischer Test für ältere Verkehrsteilnehmer vorgenommen, der auch der Entdeckung einer Demenz dient.

3. Erkrankungen (Diagnosen)

Die Diagnose der richtigen zugrunde liegenden Erkrankungen und der behandelbaren Probleme ist wichtig, und sie sollte eigentlich auch beruhigend sein. Man weiß nun, worum es sich nach den aktuellen medizinischen Erkenntnissen handelt und was getan werden kann. Natürlich gibt es immer die Hoffnung, dass es sich gar nicht um eine schicksalhaft fortschreitende neurodegenerative Hirnerkrankung handelt, sondern um ein lösbares Problem, eine therapierbare Depression, einen gut operablen Hirntumor, etwas, das zumindest nicht schlechter wird, wenn die Belastungsfaktoren bearbeitet werden (z. B. schlecht kontrollierter Diabetes und Blutdruck, zu viel Alkohol, zu viele nicht notwendige Medikamente). Diese Hoffnung erfüllt sich aber nicht immer.

Für diejenigen, die sich nun ausführlicher mit dem Thema auseinandersetzen, erscheinen die aktuellen Diagnose-Etiketten der medizinischen Wissenschaft keineswegs überzeugend. Die Sichtweise dementieller Erkrankungen wandelt sich aufgrund neuer Methoden, Daten und Einsichten. Derzeit ist kein Ende dieser konzeptionellen Wandlung absehbar. Dies liegt vor allem daran, dass keine einfachen Wege von den Genveränderungen über veränderte Eiweiße hin zu typischen Hirnveränderungen und Symptomen führen.

Die aktuelle Einteilung der Demenzformen erinnert an eine bekannte, von Jorge Luis Borges erdichtete chinesische Zoologie*

---

* J. L. Borges (1952/1992), aus einer Chinesischen Enzyklopädie: «a – Tiere, die dem Kaiser gehören, b – einbalsamierte Tiere, c – gezähmte, d – Milchschweine, e – Sirenen, f – Fabeltiere, g – streunende Hunde, h – in diese Einteilung aufgenommene, i – die sich wie toll gebärden, j – unzählbare, k – mit feinstem Kamelhaarpinsel gezeichnete, l – und so weiter, m – die den Wasserkrug zerbrochen haben, n – die von weitem wie Fliegen aussehen»

	Sympto-matisch	Anatomisch	Mikroskopisch	Molekular
Demenz vom Alzheimer-Typ	*dominierende Amnesie*	medio-temporal	Plaques und Neurofibrillen	beta-Amyloid und Tau
Alzheimer-Krankheit	Amnesie	medio-temporal	Plaques und Neurofibrillen	*beta-Amyloid und Tau*
LATE	Amnesie	medio-temporal	Neurofibrillen	*TDP-43*
Fronto-temporale Lobärde-generationen	Heterogen	*fronto-temporal*	divers	Heterogen
Parkinson-Krankheit	*Hypokinese, Rigor, Tremor*	Substantia nigra	Lewy-Körperchen	Heterogen
Demenz mit Lewy-Körperchen	Parkinsonoid, Fluktuatio-nen, Hallu-zinationen	Hirnstamm & Kortex	*Lewy-Körperchen*	Heterogen
Makro-angiopathie	*Werkzeug-störungen*	*Nachweis im MRT*	Infarkt, Blutung	(Risiko-faktoren)
Mikro-angiopathie	*Basis-störungen*	*Nachweis im MRT*	---	---

Tab. 5: Die (Un)Systematik der derzeitigen Einteilung dementieller Erkran-kungen. Derzeit gibt es keinen einfachen Nenner, auf dessen Grundlage die Demenzen logisch, klar und überzeugend differenziert werden. Stattdessen werden entweder Symptome oder Ort oder Art der Hirnveränderung oder molekulare Veränderungen herangezogen. Die heterogenen diagnostischen Hauptmerkmale sind hervorgehoben.

und entbehrt (noch) jeder Logik (Tab. 5). Man darf aber getrost davon ausgehen, dass sich erstens daran in den nächsten zehn Jahren nur wenig ändern wird, zweitens die heute verwendeten Diagnosen doch einen Eindruck davon vermitteln, was sich im Gehirn abspielt, und drittens diese Diagnosen ausreichende Hinweise darauf geben, was man heute vernünftigerweise bei einer bestimmten zugrunde liegenden Erkrankung bedenken und veranlassen muss.

Subjektive kognitive Beeinträchtigung

Es gibt immer wieder Patienten, die tatsächlich als Erste und Einzige für längere Zeit sehr spezielle Defizite wahrnehmen, für die es keinen objektiven Test gibt. Richtig ist auch, dass darunter viele Überbesorgte sind, einige davon mit hypochondrischen Zügen, panischer Alzheimer-Angst, während andere eine dringend behandlungsbedürftige Depression («Burn-out») aufweisen.

Als Faustregel kann gelten, dass Personen mit leichten subjektiven Störungen aus Bevölkerungsstichproben im Vergleich zu denjenigen ohne Beschwerden ein statistisch höheres Risiko aufweisen, später eine Demenz zu entwickeln. Im Gegensatz dazu machen Ärzte immer wieder die Erfahrung, dass diejenigen, die mit subjektiven Beschwerden in Praxis oder Klinik kommen, eine wesentlich günstigere Prognose aufweisen als andere, die zum Besuch überredet werden mussten. Ein sorgfältiger Blick auf die Hintergründe und eine Verlaufskontrolle sind Pflicht. Die schlafenden Hunde sind geweckt.

Leichte kognitive Beeinträchtigung

Der englische Begriff «Mild Cognitive Impairment (MCI)» wird meist als «milde» geistige Beeinträchtigung übersetzt. Dies ist falsch, denn erst der Verlauf zeigt, ob es sich wirklich um eine eher gutartige, eine «milde» Beeinträchtigung handelte, die nicht weiter zunimmt, oder doch um das leichte Vorstadium einer Demenz. Der Patient ist geistig nicht mehr ganz so fit wie früher; dies wird auch von Angehörigen überzeugend bestätigt oder die leichten Probleme lassen sich in einer genaueren Testung nachweisen. Dabei sind die Betroffenen aber weiterhin in der Lage, ihren Alltag weitestgehend selbständig und wie gewohnt zu bewältigen.

Patienten, die mit leichten Problemen einen Arzt aufsuchen, wollen auch meist genauer wissen, worum es sich handelt und was auf sie zukommt. Da die Ursachen sehr unterschiedlich sein können und von gut einstellbaren internistischen Erkrankungen über Depression u. v. a. bis zu einer Alzheimer-Krankheit reichen können, lohnt sich eine gründliche Untersuchung. Im besten Fall ist die Grundlage umgehend ursächlich (kausal) zu behandeln und die Symptome bilden sich vollkommen zurück. Oder aber man kann sich darauf einstellen und bei weiterem Fortschreiten so früh wie möglich nach Überschreiten der Schwelle zur Demenz mit einer symptomatischen Behandlung (Antidementiva) beginnen.

Sowohl das Ergebnis einer kognitiven Testung als auch ein körperlicher Befund, Laboruntersuchungen oder eine Bildgebung des Gehirns (CT oder MRT) können später zum Vergleich herangezogen werden, um eine etwaige Veränderung genauer beurteilen zu können. Wie weit Patient und Arzt bei der Untersuchung gehen wollen und ob aufgrund der Besorgnis z. B. eine Entnahme von Nervenwasser erfolgen sollte, muss besprochen werden.

Menschen mit einem MCI zeigen im Vergleich zu Menschen ohne MCI ein statistisch erhöhtes Risiko, in absehbarer Zeit eine Demenz zu entwickeln. Innerhalb eines Jahres trifft das auf 10 bis 20 Prozent der Patienten mit einem MCI zu. Das Risiko ist etwas höher bei höherem Lebensalter, bisher rascher Symptomentwicklung, etwas deutlicher ausgeprägten Defiziten, Einschränkung mehrerer Leistungsbereiche (z. B. Gedächtnis plus Wortfindung), neu aufgetretenen leichten Schwierigkeiten in der Alltagsbewältigung, zusätzlichen psychischen Problemen (Angst, Depression, Erschöpfung), zusätzlichen neurologischen Problemen (z. B. Schlaganfall, Parkinson), Gefäßrisiken (Bluthochdruck, erhöhte Blutfette, Diabetes mellitus) oder anderen chronischen internistischen Erkrankungen. Das Risiko für eine Zunahme der Symptome wird ferner durch den objektiven Nachweis bereits vorhandener Hirnveränderungen in Bildgebung oder Laborbefunden gesteigert: typische Veränderungen der Hirnstruktur (z. B. mediotemporale Hirnatrophie im MRT), Hirngefäßveränderungen (Infarkte oder Marklagerveränderungen), Veränderungen der Hirnfunktion (Glukose-PET) oder Alzheimer-typische Eiweißveränderungen (erniedrigtes beta-Amyloid und erhöhte Tau-Proteine im Liquor).

Alzheimer-Krankheit und Alzheimer-Demenz

Alzheimer-Veränderungen zeigen eigentlich fast alle, die im Alter über 65 Jahren eine Demenz entwickeln, aber nur wenige haben eine ganz reine Alzheimer-Demenz. Dennoch gilt die Alzheimer-Demenz mit langsamem Beginn und Fortschreiten, bei dem die Gedächtnisstörungen über längere Zeit im Vordergrund stehen, als «der» Prototyp der Demenz. Die Diagnose wird gestellt, wenn es keine festen Anhaltspunkte für andere relevante Faktoren gibt (z. B. Schlaganfälle), und sie ist bewiesen, wenn die charakteristischen Veränderungen der Biomarker vorliegen (erniedrigtes beta-Amyloid, erhöhtes Tau im Liquor oder der Nachweis deutlicher Amyloid-Ablagerungen im PET). Auf diesen Beweis lässt sich jedoch aufgrund der hohen Wahrscheinlichkeit, einer typischen Symptom- und Befundkonstellation und der mangelnden zusätzlichen Konsequenzen meist verzichten. MRT und PET zeigen meist eine typische Schrumpfung des mittleren Schläfenlappens (mediotemporale Atrophie) und eine verminderte Durchblutung von Schläfen- und Scheitellappen (temporo-parietale Hypoperfusion).

Varianten der Alzheimer-Erkrankung mit etwas anderer anatomischer Verteilung der Hirnveränderungen sind die Atrophie der vorwiegend hinteren Hirnanteile (posteriore corticale Atrophie, PCO) mit visuell-räumlichen Orientierungsstörungen; die Atrophie des linksseitigen Sprachzentrums mit verminderter Sprachproduktion (logopenische Variante); und die Variante mit der frühen Schädigung des Stirnlappens (frontale Variante der Alzheimer-Krankheit). Von dieser atypischen Verteilung und Symptomatik sind meist jüngere Patienten betroffen als von der typischen Alzheimer-Demenz. Dabei ist aufgrund der Bilder in erster Linie an andere Erkrankungen zu denken, die in der Folge beschrieben werden, jedoch beweisen Liquor oder die Gewebsuntersuchung, dass es sich um eine zugrunde liegende Alzheimer-Krankheit handelt.

LATE

«LATE» ist die Abkürzung für vorwiegend «limbische Alters-assoziierte TDP43-Enzephalopathie», also eine Hirnerkrankung, die vorwiegend das sogenannte limbische System betrifft, in dem das Eiweiß namens TDP43 abgelagert wird (transaktives reaktive-Desoxyribonukleinsäure-bindendes Protein mit einem Gewicht von 43 Kilo-Dalton*). Solche Bezeichnungen haben Vor- und Nachteile. Man hat sofort den Eindruck, was einen solchen Namen trägt, müsse gut erforscht und bekannt sein. Umso größer die Verwunderung, dass bis 2019 fast niemand davon wusste.

Mittlerweile geht man davon aus, dass mehr als 20 Prozent der dementen Patienten über 80 Jahren unter LATE leiden. Dies lässt sich im Einzelfall aber nur durch eine Untersuchung des Gehirns beweisen. Die TDP43-Ablagerung im limbischen System beginnt im sogenannten Mandelkern, greift von dort auf den Hippokampus über und betrifft schließlich auch Teile des Stirnhirns. Wird der Hippokampus mit einbezogen, so ist mit Gedächtnisstörungen zu rechnen und beim weiteren Fortschreiten auch mit einer Beeinträchtigung der Alltagsbewältigung – ganz wie bei der typischen, reinen Alzheimer-Demenz. Komplizierend kommt hinzu, dass sich TDP43- und Amyloid-Ablagerungen, LATE und Alzheimer überlagern. Aber auch bei einer reinen LATE-Erkrankung erlauben die Symptome keine Unterscheidung von der Alzheimer-Demenz, und außerdem sind derzeit keine charakteristischen Unterschiede in der Bildgebung und bisher keine praktisch nützlichen Laborbefunde vorhanden, anhand derer man die Erkrankung dingfest machen könnte. Insofern ist davon auszugehen, dass ein erheblicher Anteil älterer dementer Menschen mit einer Alzheimer-typischen Symptomatik – aber ohne die typischen biologischen Anhaltspunkte für die spezifischen Alzheimer-Veränderungen – unter LATE leidet. Ob Medikamente, die zur Behandlung der Defizite

---

* 620 Kilo-Dalton sind 10^{-18} Gramm.

bei einer Alzheimer- oder gemischten Demenz eingesetzt werden, auch bei LATE einen Nutzen bringen, ist noch ungewiss.

Vaskuläre Demenzen

Hirngefäßveränderungen finden sich bei den meisten Menschen
über 70 und häufig auch schon früher. Ort, Art, Ausprägung
und damit die Auswirkungen weichen jedoch stark voneinander ab (Abb. 7). Grundsätzlich können die Veränderungen der
Hirngefäße eingeteilt werden in Erkrankungen großer Gefäße
(Makroangiopathie) und Erkrankungen kleiner Gefäße (Mikroangiopathie). Zu den Erkrankungen großer Gefäße zählen Ge-
fäßverschlüsse (ischämische Infarkte) und Blutungen (Hämorrhagien); beide werden auch als «Schlaganfälle» bezeichnet.
Typisch für die Erkrankungen kleiner Gefäße (Mikroangiopathien) sind fleckige und flächige Veränderungen des Marklagers
(Leukoaraiose; Abb. 7).

Im Gehirn können bestimmte empfindliche und kaum ver-
zichtbare Areale von Gefäßverschlüssen oder Blutungen betroffen sein. Hier führen kleine Veränderungen zu deutlichen Ver-
lusten etwa von Gedächtnis, Sprache und Antrieb. Typische
Beispiele sind Hippokampus (Gedächtnis), Broca-Areal (Sprachproduktion) und Wernicke-Areal (Sprachverständnis) in der
linken Gehirnhälfte. Eine zentrale Verbindungsstelle für die
höheren Leistungen findet sich am Übergang des linken Schlä-
fen- und Stirnhirns, dem Gyrus angularis (abgewinkelte Hirn-
windung). Hier genügt eine kleine Läsion, um Lesen, Schreiben,
Rechnen und andere zivilisatorische Errungenschaften empfindlich zu beeinträchtigen. Ähnlich gravierend können sich Durchblutungsstörungen im Bereich des Thalamus (= Kammer) auswirken. Diese Hirnstruktur am Übergang von Hirnstamm zu
Großhirn wird auch als «Tor zum Bewusstsein» bezeichnet.
Kleine Läsionen können zu erheblichen Störungen von Antrieb
und Wachheit führen und somit die gesamte Leistungsfähigkeit eines Patienten bremsen. Seit der Entwicklung moderner
Bildgebungsverfahren (Magnetresonanztomographie, MRT)
werden bei symptomfreien alten Menschen häufig ausgedehnte

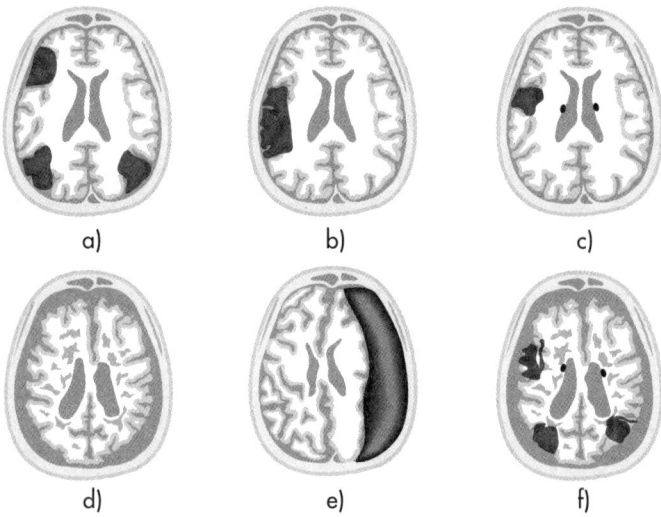

Abb. 7: Gefäßveränderungen als Ursache einer Demenz oder Demenz-ähnlichen Symptomatik: mehrere Verschlüsse großer Gefäße (Multi-Infarkt-Demenz, MID; a); ein großer Infarkt der linken mittleren Hirnarterie als Ursache einer ausgeprägten Sprachverständnisstörung (sensorische Aphasie; b); kleine Ursache – große Wirkung: «strategische» Infarkte in Thalamus oder Gyrus angularis (c); ausgedehnte Veränderungen des Marklagers (Leukoaraiose; d); linksseitige Einblutung zwischen Schädeldecke und harter Hirnhaut (Subduralhämatom; e); gemischte Demenz mit neurodegenerativen und Gefäßveränderungen (f); (Grafik: Peter Palm)

Veränderungen im Bereich des Marklagers entdeckt, der Areale unter der Hirnrinde, in denen die Verbindungsbahnen zwischen unterschiedlichen Rindenbereichen verlaufen. Bei diesen großflächigen Auffälligkeiten handelt es sich meist um zunehmende Veränderungen kleinster Gefäße (Arteriolen und Kapillaren), die mit der Zeit zu einer Schädigung der nervlichen Verbindungsbahnen führen. Die langen Nervenzellfortsätze (Axone) werden von den Nervenzellkörpern in der Hirnrinde versorgt. Die dünnen Axone sind von Stützzellen (Glia) umwickelt und isoliert, um eine schnellere Reizleitung zu gewährleisten. Wird das Marklager schlechter durchblutet, so leiden zunächst diese

Gliazellen. Damit wird auf Dauer der schnelle, koordinierte Informationsaustausch zwischen den Nervenzellen des Großhirns verlangsamt. Diese «langen Leitungen» beeinträchtigen Abruf und Ausführung komplizierter und aufwendiger Programme, die ansonsten fast automatisch ablaufen. Typische Folge ist unter anderem ein verlangsamter, breitbeiniger, aber kleinschrittiger, tastend unsicherer Gang. Neuropsychologische Untersuchungen bestätigen durchaus Parallelen zwischen den sichtbaren Bewegungen der Extremitäten und den unsichtbaren Gedankengängen, die ebenfalls verlangsamt und unsicher ablaufen und dann oft gar nicht mehr abgeschlossen werden können.

Ein größerer Verschluss oder eine Blutung im Bereich der linken mittleren Hirnarterie (Arteria cerebri media) kann unmittelbar zu so schwerwiegenden Einbußen von Sprachproduktion und Verständnis führen, dass sie allein aufgrund der klinischen Symptomatik mit einer fortgeschrittenen Alzheimer-Demenz verwechselt werden kann. Der zeitliche Ablauf (meist akutes Auftreten), die sorgfältige Untersuchung (meist rechtsseitige Halbseitenlähmung) und ein Bild des Gehirns (Nachweis von Infarkt oder Blutung) können jeden diagnostischen Zweifel ausräumen.

Das Beispiel eines Verschlusses der linken mittleren Hirnarterie (Mediateilinfarkt) wirft die Frage auf, ob es sich dabei wirklich um eine Demenz handelt. Die Antwort ist einfach: Wenn die Hirnveränderung zu einer so schwerwiegenden Einbuße geistiger Leistungen führt, dass der Alltag nicht mehr wie gewohnt bewältigt werden kann, dann handelt es sich per Definition um eine Demenz (siehe Seite 16). Aber es handelt sich eben nicht um eine Alzheimer-Demenz. Therapeutisch ist also – sofern es sich wirklich nur oder vorwiegend um eine Durchblutungsstörung handelt – ganz anders damit umzugehen, und die Chancen auf eine zumindest teilweise Rückbildung der Defizite sind wesentlich besser.

Verschlüsse der Hirngefäße (ischämische Infarkte) sind vierfach häufiger als Blutungen (hämorrhagische Infarkte). Männer weisen ein höheres Risiko für vaskuläre Hirnerkrankungen auf. 40 Prozent der Menschen entwickeln im ersten Jahr nach einem

Schlaganfall kognitive Defizite; ein Drittel wird nach einem größeren Schlaganfall dement, vor allem wenn weitere Risikofaktoren vorliegen wie z.B. eine vorbestehende Hirnatrophie, Rauchen, Bluthochdruck. Auch kleine Hinweise auf eine zeitweilige Durchblutungsstörung des Gehirns sind Anlass, Risikofaktoren und deren Behandlung zu überprüfen.

Diagnose. Eine Beziehung zwischen Durchblutungsstörungen und der Einbuße geistiger Leistungen ist dann leicht herzustellen, wenn ein klarer zeitlicher Zusammenhang zwischen dem einen und anderen besteht, also bei größeren Infarkten oder Blutungen; wenn die Symptome zu dem betroffenen Hirnareal passen, z.B. linksseitiger Infarkt zu Sprachstörungen; wenn wiederholte Schlaganfälle zu einer stufenweisen Verschlechterung führen. Dies alles wäre typisch für eine sogenannte Multi-Infarkt-Demenz. Für die diffusen Veränderungen im Marklager sind derartige Zusammenhänge kaum nachzuweisen; hier muss man sich an der Ausprägung der Hirnveränderungen in der Bildgebung orientieren.

Vorgeschichte. Bei Verdacht auf eine vaskulär bedingte Demenz zielen die typischen Fragen zur Krankheitsvorgeschichte auch auf die Multi-Infarkt-Demenz (z.B. Hachinski Score): War der Beginn plötzlich (erste Ischämie oder Blutung)? Liegen Bluthochdruck, Herzinfarkt oder frühere Schlaganfälle vor? Verschlechterte sich die Leistungsfähigkeit Schritt für Schritt (wiederholte Infarkte oder Blutungen)? Gab es starke Leistungsschwankungen im Verlauf; rasche emotionale Schwankungen (reizbar, weinerlich und euphorisch); nächtliche Verwirrtheitszustände? Blieb die Persönlichkeit unverändert; im Verlauf depressiv? Gab es körperliche Beschwerden durch Begleiterkrankungen; Störungen von Sensibilität und Bewegung (Lähmungen)? Wiederkehrende Ereignisse mit wiederholten «kleinen» Schlaganfällen sind verdächtig auf eine Emboliequelle z.B. im Herz oder in den Halsgefäßen. Patienten mit ausgedehnten Marklagerveränderungen fallen oft durch Antriebslosigkeit und Verlangsamung, Gangunsicherheit (Gangapraxie), Hypophonie

und insgesamt ein Dysexekutivsyndrom auf, das einer Alters-
depression oder Parkinson-Krankheit ähnelt und langsam fort-
schreitet. Wichtig sind die Fragen nach einer vorausgegangenen
Behandlung nicht nur mit Blutdrucksenkern und Gerinnungs-
hemmern, sondern auch nach einer Chemotherapie und Bestrahlung. Bei jungen Patienten mit Schlaganfällen spielen neben
Kontrazeptiva auch Rauchen und Alkohol sowie Aufputschmit-
tel und illegale Drogen eine Rolle, z. B. Kokain.

Untersuchung. Wenn sich Ärzte ihrer (Alzheimer-)Diagnose
recht sicher sind, verzichten sie manchmal auf eine ausführliche
körperliche Untersuchung. Bei einer Hirngefäßerkrankung ist
sie unerlässlich, dazu gehören auch die Messung von Blutdruck
und Puls, ein Blick auf den Augenhintergrund, die Laborkon-
trolle der Risikofaktoren, die Sonographie der Halsgefäße und
die Darstellung der Hirnstruktur. Die Neuropsychologie spielt
bei vaskulär bedingten kognitiven Störungen eine große Rolle
für die Behandlungsplanung.

Behandlung. Wenn es vorher nicht ausreichend gelungen ist,
muss zumindest nach einem Schlaganfall der Versuch unternommen werden, behandelbare Risikofaktoren noch besser in
den Griff zu bekommen, um einen nächsten Schlaganfall möglichst zu verhindern (= Sekundärprophylaxe. Auf Risikofaktoren wird im folgenden Abschnitt (siehe Seite 77 ff.) nochmals genauer eingegangen). Dazu zählen: Bluthochdruck oder nächtlich
zu niedriger Blutdruck; Herzinsuffizienz oder Herzrhythmusstörungen; erhöhte Blutfette und falsche Ernährung; Diabetes mellitus und etwaige Hypoglykämien (zu niedrige Blutzuckerwerte
bei strenger Einstellung); Rauchen und Alkoholmissbrauch;
Depression und Übergewicht; Bewegungsmangel und Schnarchen (Schlafapnoe). Die Wirksamkeit von Verhaltensänderungen und verbesserter Behandlung der Risikoerkrankungen
ist bewiesen. Falls es keine Gründe dagegen gibt (Kontraindikationen), können bei einem Gefäßverschluss Medikamente zur
Gerinnungshemmung eingesetzt werden (z. B. Thrombozyten-
Aggregationshemmer). Nach einem akuten Schlaganfall kann

innerhalb eines Zeitfensters von wenigen Stunden unter geeigneten Voraussetzungen versucht werden, den Gefäßverschluss zu
beseitigen (Thrombus = Gerinnsel; Thrombolyse = Auflösung,
Thrombektomie = Entfernung des Thrombus).

Besonderheiten. Es gibt eine ganze Reihe von Gefäßfehlbildungen oder genetisch vermittelten Erkrankungen, die bereits in
jungem oder mittlerem Lebensalter zu ausgeprägten Hirnschäden führen können. Dazu gehören etwa Ausbuchtungen der
Hirngefäße, die bei höherem Blutdruck reißen können (Aneurysmen) und Kurzschlüsse zwischen Arterien und Venen (arteriovenöse Malformationen). Zu den genetischen Erkrankungen
zählen unter anderem die seltene Arterienerkrankung mit subkortikalen Infarkten und Marklagerveränderungen (Cerebral
Autosomal Dominante Arteriopathie mit Subkortikalen Infarkten und Leukenzephalopathie, CADASIL); die Einlagerung von
Amyloid in kleine Arterien und Kapillaren mit kleinfleckigen
Hirnblutungen (Cerebrale Amyloid-Angiopathie, CAA). Daneben gibt es eine Reihe sehr seltener, genetisch vermittelter Gefäßerkrankungen.

Im Alter ist die rheumatoide Entzündung der Schläfenarterie
von Bedeutung (Arteriitis temporalis), die sich mit sehr starken
einseitigen Kopfschmerzen in der Schläfenregion bemerkbar
macht. Die äußere Schläfenarterie ist verdickt und es lässt sich
an ihr kein Puls fühlen. Diese Erkrankung bedroht das Augen-
licht und die Hirngefäße und muss umgehend behandelt werden, um irreparablen Schaden zu verhindern.

Frontotemporale Erkrankungen (z. B. Pick-Krankheit)

Die Alzheimer-Demenz betrifft früh die inneren Anteile des
Schläfenlappens, die für das Gedächtnis zuständig sind. Entsprechend beginnt die Symptomatik häufig mit einer Vergesslichkeit. Die frontotemporalen Neurodegenerationen können
zunächst verschiedene Teile der entwicklungsgeschichtlich
jüngsten Hirnrinde betreffen (Neokortex), und zwar vor allem
des Stirnhirns (Frontalkortex) und der vorderen Anteile des

Schläfenlappens (Temporalkortex). Dadurch gestaltet sich die Symptomatik in Abhängigkeit von den betroffenen Hirnarealen zunächst grundsätzlich anders.

Früher dachte man, es handle sich um präsenile Erkrankungen, die meist vor dem 65. Lebensjahr auftreten. Heute weiß man, dass es keine obere Altersgrenze gibt und sich die frontotemporalen Veränderungen im höheren Alter mit anderen Erkrankungen vermischen.

Die Hälfte der Patienten aus dieser Gruppe entwickelt eine frontotemporale Demenz, der Rest verteilt sich auf langsam fortschreitende Sprachstörungen, langsam fortschreitende Verständnisstörungen und andere. Die nun folgende Schilderung erinnert zum Teil an die Ausführungen zum Thema Hirngefäßveränderungen und ihre Folgen: Aber hier handelt es sich eben um langsam fortschreitende neurodegenerative Erkrankungen.

Frontotemporale Demenz. Sind beide Stirnlappen beteiligt, so ändern sich mit der Zeit Verhalten und Persönlichkeit. Anstand und übliche Umgangsformen gehen verloren; das Auftreten wird unangemessen. Dabei kann es sich um ein Zuviel oder Zuwenig handeln. Die Patienten können entweder leichtsinnig und impulsiv auftreten oder durch Passivität und Apathie auffallen. Sie interessieren sich nicht mehr für andere und können sich nicht mehr in deren Perspektive hineinversetzen, kein Mitleid empfinden und wirken gefühlskalt. Mit dem Verlust der Empathie verlieren sie auch an Sympathie. Manche zeigen stereotype, streng ritualisierte Handlungen. Andere entwickeln impulsive Essattacken, konsumieren alles Mögliche, fangen an, zu rauchen oder zu trinken.

In der neuropsychologischen Testung können sie durch Reaktionsschnelligkeit, gutes Gedächtnis und intakte räumliche Orientierung auffallen, sind aber nicht mehr willens oder imstande, kompliziertere Handlungen durchzuplanen und auszuführen. Das PET zeigt zuverlässig eine verminderte Durchblutung und verminderten Stoffwechsel im Frontalhirn. Die Hirnrinde weist im Frontalbereich oft eine deutliche Schrumpfung (Atrophie) auf, kann aber auch lange intakt aussehen. Die neurodegenerativen Veränderungen auf mikroskopischer und molekularer Ebenen sind anders als bei Alzheimer. Es gibt allerdings die exotischen Ausnahmen, in denen Alzheimer-Veränderungen in untypischer Weise im Frontalkortex beginnen.

Die Begleitung eines Menschen mit einer Alzheimer-Demenz ist belastend. Ungleich schwerer ist jedoch der Umgang mit einem Patienten, dessen Erkrankung in einer fortschreitenden Wesensänderung besteht; der eigentlich alles kann, aber nichts dergleichen tut; der aussieht wie immer, aber sich gehen lässt und gänzlich anders verhält als früher; der sagt, er würde arbeiten, aber den Tag auf der Couch verbringt; der an der Kasse des Supermarkts vor allen Leuten Zigaretten klaut und sich am Zaun zum Nachbarn erleichtert. Weitere Beispiele des Fehlverhaltens sind vorstellbar, kommen auch vor und müssen hier nicht ausgeführt werden. Das öffentliche Interesse bei älteren Strafgefangenen, die organischen Grundlagen eines Sittlichkeitsdeliktes zu klären, ist gering.

Alzheimer kann bei kleinen Irrtümern und vermeintlichem Fehlverhalten als Entschuldigung gelten, aber wer kennt Pick? Vom Auftreten der ersten verstörenden Symptome bis zu einer Diagnose können zehn Jahre vergehen – sofern die Diagnose überhaupt jemals gestellt wird. Ärzte sind mit dem Krankheitsbild meist nicht vertraut. Wegen des seltsamen Verhaltens werden viel eher andere Diagnosen gestellt: Alkoholismus, Spätschizophrenie, Persönlichkeitsstörung, Perversion etc. Da die Betroffenen kaltblütig, unbeteiligt oder frech wirken und oft flott formulieren, hält sich das Verständnis für sie und ihre Handlungen in Grenzen. Mit fortschreitender Erkrankung des Stirnhirns verlieren die Patienten ihr Verantwortungsgefühl, können rücksichtslos werden und selbst willentlich nichts mehr dagegen unternehmen. Polizei und Gerichten ist die Pick-Krankheit nur schwer zu vermitteln, vor allem von Sachverständigen, die selbst keine Ahnung von dem Krankheitsbild haben.

Primär progressive Aphasie (altgr. *aphasia* = Sprachlosigkeit), der langsam fortschreitende Verlust der Spontansprache. Bei dieser Variante der frontotemporalen Erkrankungen sind vor allem die Anteile des linken Frontalhirns betroffen, die für die Sprachproduktion zuständig sind (Broca-Areal). Das Sprechen gelingt nicht mehr flüssig, sondern wird angestrengt und stockend (Sprechapraxie). Wörter werden oft falsch betont, die Grammatik stimmt nicht mehr (Agrammatismus). Auch das Verständnis komplizierter Sätze kann im Verlauf etwas leiden, wobei jedoch das Verständnis einzelner Wörter und das Wissen um Wortbedeutungen lange erhalten bleiben. Den Patienten ist das Problem von Anbeginn schmerzlich bewusst. Sie wissen, was sie ausdrücken wollen, und leiden unter dem Unvermögen, das sich dann auch rasch im Alltag bemerkbar macht.

Die Verdachtsdiagnose kann durch umschriebene Strukturveränderungen im MRT oder Funktionsveränderungen im PET bestätigt werden. Wichtig ist die Abgrenzung gegenüber einem teilweisen Verschluss der linken mittleren Hirnarterie (vorderer Mediateilinfarkt), der eine andere Vorgehensweise erfordern würde.

Bei der fortschreitenden Sprachverständnisstörung *(semantische Demenz)* sind die vorderen Anteile des linken Schläfenlappens früh betroffen, die für die Entschlüsselung akustischer Reize verantwortlich sind. Zunächst geht das Verständnis schwieriger Wörter verloren, in der Folge aber auch das Wissen um die Bedeutung nicht nur der Begriffe, sondern auch der damit bezeichneten Gegenstände, das Wissen um die Welt. Diese Variante weist zunächst Ähnlichkeiten zu den Symptomen einer Alzheimer-Demenz auf, aber auch zu einer sogenannten sensorischen Sprachstörung (Wernicke-Aphasie) aufgrund eines hinteren Mediainfarkts. Hirnstruktur und -funktion sind in MRT und PET entsprechend verändert.

Bei der fortschreitenden Wortkargheit *(logopenische Demenz)* hingegen sind die Leitungen zwischen den Arealen für Sprachverständnis und -produktion betroffen. Die Wortfindung bereitet sowohl beim spontanen Sprechen als auch beim Benennen Schwierigkeiten. Sätze können nicht mehr richtig nachgesprochen werden, und die gebildeten Wörter liegen mitunter klanglich daneben (phonematische Paraphasie). Im Gegensatz

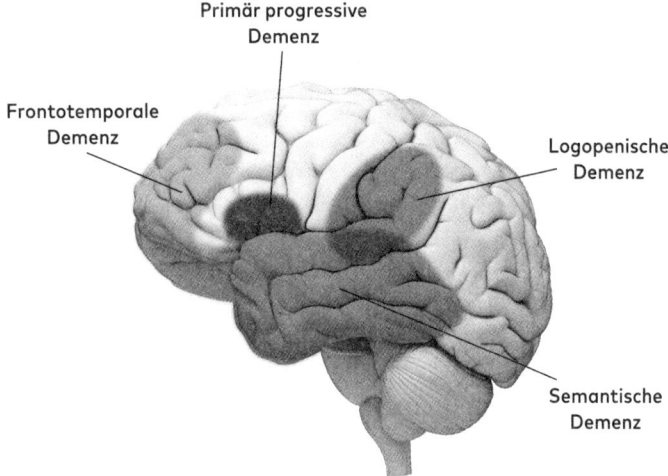

Primär progressive
Demenz

Frontotemporale
Demenz

Logopenische
Demenz

Semantische
Demenz

Abb. 8: Viele Patienten zeigen bereits im Frühstadium der Erkrankung eine regionale Minderdurchblutung der betroffenen Hirnareale im PET, während die strukturellen Veränderungen im MRT oft erst mit Verzögerung entdeckt werden oder gar nicht nachzuweisen sind. Die frontotemporale Demenz betrifft den Präfrontalkortex beider Hirnhälften. Die Veränderungen der primär progressiven Aphasie zeigen sich in linken Frontallappen (Broca-Areal), bei der semantischen Demenz in der Region, die für das Sprachverständnis unabdingbar ist (Wernicke-Areal), und die logopenische Demenz in der linken Hirnfurche (Sylvische Fissur).

zur primär progressiven Aphasie einerseits gelingt das Sprechen jedoch weitgehend fehlerfrei, und zur semantischen Demenz andererseits bleiben das Verständnis einzelner Wörter, das Wissen um deren Bedeutung und die Grammatik erhalten. Das Gedächtnis wird im Verlauf in Mitleidenschaft gezogen. Die bockig wirkende Zurückhaltung kann als Ausdruck einer frontotemporalen Demenz oder einer psychischen Erkrankung (Depression, Schizophrenie) fehlinterpretiert werden. Zugrunde liegt oft eine Alzheimer-Krankheit. MRT und PET zeigen Veränderungen im Bereich der tiefen Hirnfurche (Sylvische Fissur) zwischen dem Frontallappen und den hinteren Hirnarealen (Abb. 8).

Eine Ursachenbehandlung der neurodegenerativen frontotemporalen Erkrankungen steht nicht zur Verfügung. Die Therapie muss also symptomorientiert erfolgen. Eine Wirksamkeit von Antidementiva ist nicht nachgewiesen. Soziales Training und logopädische Unterstützung können versucht werden, sofern überhaupt geeignete Angebote zur Verfügung stehen. Die Behandlung einer depressiven Verstimmung kann gegebenenfalls sehr sinnvoll sein. Bestimmte Medikamente gegen eine Depression, die sogenannten selektiven Serotonin-Wiederaufnahme-Hemmer (SSRI), sind auch geeignet, impulsives Verhalten und Reizbarkeit günstig zu beeinflussen. Möglicherweise kann hierbei sogar ein spezifisches Problem mit dem Botenstoff Serotonin beeinflusst werden, das bei dieser Art neurodegenerativer Erkrankungen nachgewiesen wurde.

Mit Abstand am wichtigsten sind die Beratung, Unterstützung, der Schutz und eventuell sogar die Behandlung der Angehörigen von Patienten mit frontotemporaler Demenz und hierbei auch die Suche nach einer geeigneten Einrichtung für die Patienten. Nicht alle Patienten entwickeln auffälliges und gefährliches Verhalten; vielfach nimmt die Dynamik im Verlauf der Erkrankung ab. Viele Patienten verbringen im Verlauf ihre Tage antriebslos auf dem Sofa vor dem Fernseher.

Demenz bei Parkinson-Krankheit

Die Parkinson-Krankheit ist eine neurodegenerative Erkrankung, bei der zunächst vor allem Nervenzellen im Bauchraum und Kerngebiete im Hirnstamm beschädigt werden. Nach langem Krankheitsverlauf können auch Demenzsymptome auftreten, bei denen aber nicht die Gedächtnisstörungen im Vordergrund stehen.

Verdauungsprobleme (Obstipation) und depressive Verstimmung sind häufige, aber höchst unspezifische frühe Beschwerden Jahre vor einer erkennbaren Parkinson-Krankheit. Sie sind diagnostisch nicht nutzbar (Abb. 9). Fassbar wird die Erkrankung mit dem Beginn der charakteristischen Bewegungsstörungen:

- Bewegungsarmut (Hypokinese)
- Steifigkeit (Rigor)
- Zittern (Tremor)

Das Zittern der Hände hat viele Ursachen und kann auch isoliert vorkommen (essentieller Tremor), ohne mit der Parkinson-Krankheit etwas zu tun zu haben. Wichtiger für eine zuverlässige Diagnose sind also Hypokinese und Rigor. Die pendelnden Mitbewegungen der Arme beim Gehen sind gebremst und die Zahl der notwendigen Schritte, um sich auf der Stelle umzudrehen, ist erhöht. Eine Standunsicherheit (posturale Instabilität) kann die Sturzgefahr erhöhen. Charakteristisch ist die Angabe einer nächtlichen Bewegungslosigkeit (Akinese): Die Patienten erwachen morgens in der gleichen Position im Bett, in der sie sich am Vorabend hingelegt haben.

Bestätigt sich der Verdacht bei einer fachärztlichen Untersuchung, so stehen sehr wirksame Medikamente zur Verfügung, die bei den meisten Patienten für viele Jahre eine gute Beweglichkeit gewährleisten. Ein wesentliches Problem bei der Erkrankung ist der Mangel am Botenstoff Dopamin, der für die Beweglichkeit von Körper und Geist sorgt. Dieser Mangel kann durch Substanzen ausgeglichen werden, die selbst eine dopaminartige Wirkung besitzen (Dopaminagonisten); durch solche, die von den Nervenzellen selbst zu Dopamin umgebaut werden (L-Dopa); und durch Wirkstoffe, die den Abbau von Dopamin verlangsamen (z. B. MAO-Hemmer). Dies funktioniert am Beginn einer Erkrankung sehr gut (Honeymoon-Periode). Mit den Jahren werden jedoch die Abstände, in denen die Medikamente eingenommen werden müssen, um eine gute Wirkung zu erzielen, immer kürzer. Dann können sich auch Phasen entwickeln, in denen sich die Patienten weitgehend unbeweglich und wie ausgeschaltet fühlen (Off-Phasen). Durch einen raffinierten Einsatz unterschiedlicher Medikamente als Tabletten und Pflaster lassen sich bei den meisten Patienten sehr lange gute Erfolge erzielen. Genügt dies nicht mehr, so können die notwendigen Substanzen auch auf anderem Wege kontinuierlich verabreicht werden (z. B. durch eine kleine Pumpe). Bei extremer Symptomatik

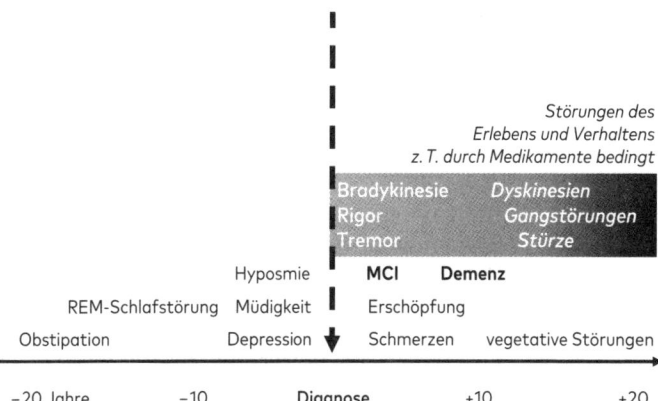

Abb. 9: Der lange Verlauf der Parkinson-Krankheit von Verdauungsstörungen zur Demenz. 20 Jahre vor der diagnostischen Trias (Hypokinese, Rigor und Tremor) führen erste Veränderungen im Bauchraum bereits zu unspezifischen Beschwerden, gefolgt von ersten Symptomen einer Hirnbeteiligung. Im weiteren Verlauf treten weitere vegetative und auch kognitive Probleme hinzu (zur REM-Schlafstörung siehe Demenz mit Lewy-Körperchen).

ist eine direkte Hirnstimulation möglich (THS, tiefe Hirnstimulation).

Im Gegensatz zu früher, als man eher Schonung und vorsichtiges Haushalten mit den Kräften empfahl, werden Patienten heute von Anbeginn ermuntert, heftig und mit erheblicher Anstrengung anhaltend große, kräftige Bewegungen zu trainieren (BIG-Training; Tai-Chi in Fernost). Dadurch bleiben Kraft und Beweglichkeit nachweislich länger erhalten.

Durch die Krankheit verlieren unbehandelte und untrainierte Patienten ansonsten rasch an Kraft und Freude (tatsächlich gehört dieses Begriffspaar hier zusammen). Die Bewegungen werden klein: kleinschrittiger Gang, kleine Handschrift (Mikrographie), leise, trockene Stimme (Hypophonie), ausdrucksloses Gesicht (Hypomimie) und ausgeprägte Tagesmüdigkeit. Viele Patienten bestätigen die Parallele zwischen Beweglichkeit und Emotion; bereits kurz nach Einnahme der Medikamente sind nicht nur die Motorik, sondern das ganze Befinden und Erleben verändert. Dadurch nehmen manche Betroffene auch mit Lust eine medikamentenbedingte Überbeweglichkeit (Hyperkinesie) in Kauf, die auf jeden Beobachter befremdlich wirkt. Lebhafte Gestik und Mimik wirken nicht nur sozial auf das Gegenüber und rufen eine freundliche Reaktion hervor, sie wirken auch direkt nach innen (James-Lange-Theorie der Emotion): Sind die Bewegungen arm, so ist es auch das Gefühl.

Nach mehrjähriger Erkrankung ist nicht nur die motorische Leistungsfähigkeit stärkeren Schwankungen unterworfen, sondern auch Antrieb und Aufmerksamkeit. Die Ermüdbarkeit nimmt zu, aufwendigere Aufgaben können nicht mehr zu Ende gebracht werden. Die Initiative, die konsequente Planung und energische Durchführung gelingen nicht mehr (Dysexekutivsyndrom), da die einzelnen Schritte zu viel Anstrengung und Zeit erfordern. Diese Verlangsamung betrifft nicht mehr nur den Körper, sondern auch den Geist (Bradyphrenie). Sorgfältig zu überlegen und zu handeln ist kein Nachteil, kann aber in ein starres, zwanghaftes Ritual übergehen, das zunächst noch ein Durchhalten gewährleistet, dann aber bei bereits erschöpfter Energie einfach zu viel Zeit in Anspruch nimmt. Lange, komplizierte Sätze gelingen nicht mehr, schließlich fehlen auch die Wörter. Im Gedächtnis wäre eigentlich alles Wichtige noch vorhanden und könnte wiedererkannt werden, wird aber nicht mehr spontan gefunden, da auch das Suchen zu viel Energie und Zeit kostet.

In einer späteren Krankheitsphase leiden auch die räumliche Wahrnehmung und Orientierung (visuo-perzeptive und -konstruktive Störung). So kann etwa das Zifferblatt einer Uhr nicht mehr zuverlässig gezeichnet werden. Gerade wenn die Bewegungsstörungen von einem spezialisierten Neurologen besonders effektiv behandelt werden, können optische Trugbilder (visuelle Halluzinationen) auftreten. Nehmen die Fehlwahrnehmungen zu, muss sich der Betroffene einen Reim darauf machen; daraus können sich Wahnideen entwickeln, die zu Missverständnissen und aggressiven Auseinandersetzungen führen.

Zu der schwierigen Balance von Dopamin und Azetylcholin folgen noch einige Ausführungen im nächsten Abschnitt über die Demenz mit Lewy-Körperchen. Medikamente mit einer dopaminartigen Wirkung sind für die gute Behandlung der Parkinson-Symptomatik zunächst unabdingbar, können aber bei einem Teil der Patienten Nebenwirkungen verursachen, die man bei zu viel Lust und Laune erwarten würde. Das Aktivitätsniveau kann dadurch bis zur Überbeweglichkeit (Hyperkinesie), zum unaufhaltsamen Redefluss (Logorrhoe) und zwanghaften Wiederholen von Worten (Palilalie) gesteigert werden, gefolgt von Stunden großer Tagesmüdigkeit – auch beim Autofahren. Bestimmte Verhaltensweise können enthemmt werden: Putzen, zwanghaftes Ordnen und erneutes Ordnen (Punding), Einkaufen (Shopping), zügelloses Essen (Bingeing) und gesteigerte Medikamentenzufuhr, exzessives Sammeln und Spielen (Hobbyism), Wandern und Sexualität.

Demenz mit Lewy-Körperchen

Vor über dreißig Jahren fiel auf, dass es einige «Alzheimer-Patienten» gibt, die besonders gut auf bestimmte Mittel gegen die Demenz (Cholinesterase-Hemmer) reagierten und besonders schlecht auf Neuroleptika. Bei der Untersuchung der Gehirne fanden sich nicht nur die erwarteten Alzheimer-Plaques und Neurofibrillen, sondern auch die typischen Lewy-Körperchen der Parkinson-Krankheit. Es handelte sich also um eine gemischte Demenz, die man seither als «Lewy-Körperchen-Demenz» (*dementia with Lewy-bodies*, DLB) bezeichnet. Der Begriff ist irreführend, da man diese Erkrankungsvariante nicht erst post mortem feststellen kann, sondern mit einiger Sicherheit bereits beim lebenden Patienten, und zwar anhand folgender Merkmale, die zur Demenz hinzutreten:

- starke Schwankungen der geistigen Leistungsfähigkeit im Verlauf von Stunden oder Tagen; oder
- visuelle Halluzinationen, häufig szenisch und detailliert; oder
- Parkinson-Symptome wie Bewegungsarmut (Hypokinese) und Steifigkeit (Rigor)

Einzig notwendiges Merkmal ist die Demenz; die eben genannten Kennzeichen müssen keineswegs vollständig vorhanden sein. Hinzu kommen einige andere typische Hinweise, etwa die eingangs genannte Neuroleptika-Überempfindlichkeit: Patienten reagieren empfindlich mit Bewegungsarmut und Steifigkeit, eventuell sogar Temperaturanstieg auf kleine Mengen von Medikamenten, die zur Behandlung von Wahn, Halluzinationen und Erregung eingesetzt werden.

Weitere Besonderheiten. REM-Schlafstörungen: Hier werden im Schlaf oder Halbschlaf Träume «ausagiert». Die Patienten sprechen, schreien, boxen, versuchen zu laufen, ganz wie der Traum es erfordert. Daneben können die Betroffenen selbst oder Bettnachbarn zu Schaden kommen. Wie bei der Parkinson-Krankheit kann dieses seltsame Phänomen anderen diagnostisch fassbaren Symptomen der Erkrankung um Jahre vorausgehen. Im Verlauf können Verwirrtheitszustände mit Desorientierung, Halluzinationen und Erregung häufig wiederkehren, so auch Stürze, kurze Ohnmachten (Synkopen) bei Blutdruckabfall.

Die Hirnstromkurve (EEG) ist meist etwas verlangsamt. Der Schläfenlappen kann in der Bildgebung (MRT) etwas weniger verschmächtigt als bei einer typischen Alzheimer-Demenz erscheinen. Die Hirndurchblutung (PET) ist am Übergang von Scheitellappen zu Hinterhauptslappen (parieto-okzipital) im Bereich der visuellen Assoziationsareale vermindert; dies kann die lebhaften optischen Halluzinationen erklären, da unbestimmte visuelle Reize ungefiltert in Bereiche durchschlagen, in denen ihnen eine plastische Bedeutung verliehen wird (Abb. 10).

Da die Alzheimer-Plaques und Neurofibrillen sowie die gleichzeitigen Parkinson-Veränderungen mit Lewy-Körperchen von mehreren Seiten her die Kerngebiete im Hirnstamm angreifen, wird die Produktion von Azetylcholin besonders schwer beeinträchtigt. Der Azetylcholin-Mangel ist also bei einer Demenz mit Lewy-Körperchen noch ausgeprägter als bei einer reinen Alzheimer-Krankheit im gleichen Stadium. Das geringe und dabei schwankende Azetylcholin-Angebot ist für die starken Leistungsschwankungen bis hin zum Verwirrtheitszustand verantwortlich. Da die filternden visuellen Assoziationsareale des

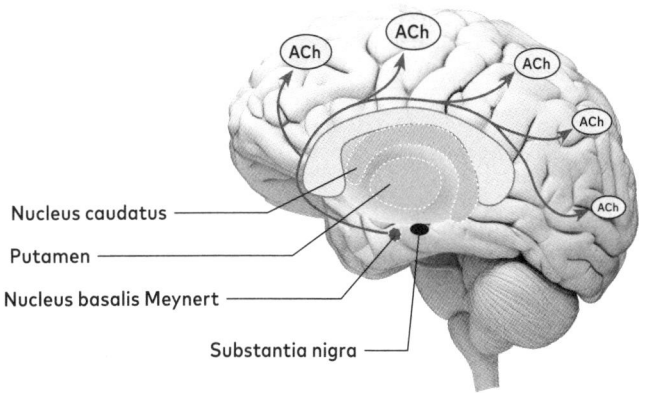

Nucleus caudatus

Putamen

Nucleus basalis Meynert

Substantia nigra

Abb. 10: Azetylcholin wird in kleinen Kerngebieten des oberen Hirnstammes gebildet und über lange Projektionsbahnen in die Hirnrinde transportiert. Ein Mangel an Azetylcholin macht sich daher zuerst in den am weitesten entfernten Rindenarealen bemerkbar, die in den hinteren Hirnregionen für die Verarbeitung visueller Reize verantwortlich sind. Dies erklärt die Entstehung visueller Halluzinationen bei der Demenz mit Lewy-Körperchen, aber auch bei Verwirrtheitszuständen anderer Ursache.

Gehirns sozusagen als letzte Wiese mit besonders wenig Azetylcholin versorgt werden, wabern visuelle Reize unzensiert durchs Gehirn – die Patienten halluzinieren (Abb. 10).

«Alzheimer-Patienten, die halluzinieren», leiden also per Definition an einer Demenz mit Lewy-Körperchen. Sie sind auch diejenigen, die aufgrund ihrer Symptome im Alltag – und vor allem nächtens – die größeren Schwierigkeiten bereiten. Diese Probleme rufen oft den Hausarzt oder Psychiater auf den Plan, der ganz logisch und symptomorientiert gegen Erregung, Wahnideen und Halluzinationen vorgeht, und zwar mit Antipsychotika. Das sind die Medikamente, die gegen Erregung, Wahnideen und Halluzinationen helfen, aber eben bei einer Demenz mit Lewy-Körperchen besonders schlecht vertragen werden. Sie wirken gegen einen Überschuss von Dopamin. Bei einer Demenz mit Lewy-Körperchen ist aber nicht nur zu wenig Azetylcholin vorhanden, sondern auch zu wenig Dopamin. Daher kann bei einer Gabe von Medikamenten gegen Dopamin wie den Antipsychotika die motorische Parkinson-Symptomatik massiv verstärkt werden.

Atypische Parkinson-Erkrankungen

Es gibt eine Reihe von Erkrankungen, die nicht auf eine medikamentöse Unterstützung des Dopaminsystems ansprechen. Gemeinsame Eigenschaften sind Bewegungsarmut und Steifigkeit vor allem im Bereich des Rumpfes. Die Patienten stürzen also häufig, außerdem entwickeln sie früh Schluckstörungen. Zu diesen Erkrankungen zählen die corticobasale Degeneration (CBD), die progressive supranukleäre Parese (PSP) und die Multisystematrophien (MSA).

Chorea Huntington

Die von dem New Yorker Arzt George Huntington erstmals beschriebene Chorea (altgr. *choreia* = tanzen) ist eine seltene neurodegenerative Krankheit, die durch ein verändertes Gen auf Chromosom 4 (4p16.3) weitergegeben wird und statistisch die Hälfte der Nachkommen eines Genträgers betrifft. Dabei wird ein Eiweiß gebildet, das in Kerngebieten des Gehirns (Basalganglien) und Hirnrinde vermehrt abgelagert wird. Zunächst können bei Patienten eine verminderte Aufmerksamkeit und vermehrte Reizbarkeit auffallen (Frontalhirnsyndrom), dann entwickelt sich meist zwischen dem 30. und 50. Lebensjahr eine störende, kaum kontrollierbare Überbeweglichkeit (Hyperkinesie), die sich bis zum sogenannten Veitstanz (Chorea) steigern kann. Mit den Jahren nimmt die geistige Leistungsfähigkeit bis hin zur Demenz ab und die Überbeweglichkeit wandelt sich zur Verspannung (Dystonie). Ähnliche Symptome können auch bei einer Überdosierung von Parkinson-Medikamenten auftreten oder als Folge langjähriger Einnahme alter Antipsychotika (tardive Dyskinesie), wobei die Vor- und Familiengeschichte meist eine Unterscheidung erlaubt. Eine Ursachenbehandlung steht nicht zur Verfügung. Viele betroffene Familien sind einer genetischen Beratung gegenüber aufgeschlossen. Physio-, Ergo- und Soziotherapie sowie gegebenenfalls eine symptomorientierte Pharmakotherapie bieten wichtige Hilfen.

Varianten sind die milder verlaufende senile Chorea im höheren Lebensalter. Ähnliche Symptome können auch durch Infarkte und Entzündungen in umschriebenen Kerngebieten des Hirnstamms hervorgerufen werden.

Amnesie, Wernicke-Korsakow-Syndrom, Alkoholdemenz

Der Mangel des B1-Vitamins Thiamin kann akut zu einem Verwirrtheitszustand führen mit Schwitzen, Augenbewegungs- und Schluckstörungen. Wird dieser Zustand nicht sofort erkannt und durch die Gabe von Thiamin beseitigt, kann der Patient versterben. Wird die akute Phase überlebt, so kann das Gedächtnissystem schwer und dauerhaft geschädigt bleiben. Der akute lebensbedrohliche Zustand wird als Wernicke-Enzephalitis bezeichnet, der chronische Gedächtnisverlust (Amnesie) in der Folge als Korsakow-Syndrom. Ursache ist zu allermeist eine lang andauernde Fehlernährung bei Alkoholmissbrauch.

Im Gehirn reagieren die Regionen zwischen Hirnstamm und Großhirn am empfindlichsten auf den Thiamin-Mangel. Zunächst wird der Stoffwechsel in den Nervenscheiden (Gliazellen), danach in den Nervenzellen selbst und schließlich werden auch die kleinen Gefäße geschädigt. Es kommt zu Funktionsstörungen und Einblutungen in den Gedächtnisapparat (z. B. die Corpora mamillaria).

Neue Gedächtnisinhalte können nicht mehr aufgenommen werden. Der Patient lebt im Hier und Jetzt. Alles ist neu und verwunderlich. Intuitiv werden Methoden entwickelt, um sich durchzulavieren. Manche Patienten mit einem Korsakow-Syndrom sind dabei ausgesprochen freundlich und kommunikativ. Das Bedürfnis, Gedächtnislücken zu schließen und sich mitzuteilen, kann zu Konfabulationen führen, harmlos erdichteten Geschichten, die auch innerhalb kurzer Zeit geschwätzig wiederholt werden.

Treten nach langem Alkoholmissbrauch weitere intellektuelle

Probleme zu den Gedächtnisstörungen hinzu, so kann es sich um eine alkoholbedingte Demenz handeln. Sie ist anhand der klinischen Symptome allein kaum von einer Alzheimer-Demenz zu unterscheiden. Hier können vollkommene Abstinenz, die Gabe von Thiamin und rehabilitative Maßnahmen zu einer teilweisen Wiederherstellung führen. Im höheren Lebensalter handelt es sich aber meist um eine Kombination von neurodegenerativen, vaskulären und alkoholbedingten Hirnveränderungen. Bei beginnender Demenz und depressiver Verstimmung kann ein spät beginnender Alkoholismus sogar erster Ausdruck der Erkrankung und eines dadurch bedingten Kontrollverlustes sein.

Creutzfeldt-Jakob-Krankheit (CJD), Prionosen

Diese seltenen, rasch fortschreitenden Demenzen werden durch Eiweiße mit infektiösen Eigenschaften hervorgerufen (proteinaceous infectious agents = prions, Prionen) und führen zu einem starken Substanzverlust des Gehirns mit schwammartigen Umbau (spongiforme Enzephalopathie). Eine wirksame Behandlung steht nicht zur Verfügung. Pro Jahr erkrankt einer aus einer Million Menschen; die Verlaufsdauer bis zum Tod ist meist kürzer als ein Jahr.

Herpes-Enzephalitis

Fieberbläschen einer gewöhnlichen Herpes-simplex-Infektion im Gesicht und Genitalbereich sind weit verbreitet, gut bekannt und meistens harmlos. Das gleiche Virus kann jedoch in jedem Lebensalter vom Neugeborenen bis zum Greis auch das Gehirn schwer betreffen, vor allem bei eingeschränkter Abwehrkraft. Die Symptomatik kann rasch und ganz unspezifisch beginnen, Kopfschmerz, starke Müdigkeit, leichte Verwirrtheit, aber auch epileptische Anfälle. Gibt es keinen anderen überzeugenden Grund und finden sich noch dazu an irgendeiner Körperstelle ein paar Bläschen, so muss umgehend und ohne das Ergebnis eines Erregernachweises im Labor abzuwarten mit einer sofortigen antiviralen Therapie begonnen werden (z. B. mit Acyclovir). Ansonsten können innerhalb sehr kurzer Zeit große Teile des Gehirns irreparabel zerstört werden.

Autoimmunenzephalitis

Nach einer Herpes-simplex-Enzephalitis oder einer ohne nachvollziehbaren Auslöser können sich eigene Antikörper gegen körpereigene Gewebe richten. Die Antikörper binden z. B. an die Rezeptoren bestimmter Botenstoffe (z. B. den NMDA-Rezeptor) im Hippokampus (limbische Enzephalitis). Die Symptomatik kann sehr vielgestaltig sein, einschließlich demenzähnlicher Defizite.

Multiple Sklerose (MS)

Die MS ist eine Autoimmunkrankheit, bei der es zu einer Demyelinisierung, einem Verlust von Nervenscheiden im Marklager, kommt. Die Behandlungsmöglichkeiten sind heute ungleich besser als noch vor wenigen Jahrzehnten. Dennoch entwickelt je nach Verlauf der Erkrankung ein erheblicher Teil der Patienten kognitive Defizite mit Verlangsamung und Gedächtnisproblemen.

Neurosyphilis

Die Neurosyphilis hat vor Einführung der Penicillin-Behandlung mehrere Jahrhunderte lang die psychiatrischen Kliniken gefüllt. Zwischenzeitlich waren die Syphilis-Infektion und ihre Folgekrankheiten sehr selten geworden, sie nehmen aber vor allem im Kontext der HIV-Infektionen wieder etwas zu.

HIV und AIDS-Demenz-Komplex

Die Infektion mit dem HIV-Virus (Humanes Immundefizienz-Virus) fiel zunächst durch den Anstieg von ungewöhnlichen Begleiterkrankungen auf. Dazu gehören auch «opportunistische»

Infektionen mit anderen Erregern wie Syphilis und Tuberkulose, die bei guter Hygiene, Ernährung und Immunlage eigentlich keine Rolle mehr spielten. Das erworbene Immunmangelsyndrom (AIDS, Acquired Immune Deficiency Syndrome) ist definiert als HIV-Infektion entweder mit einer solchen «opportunistischen» Infektion, mit bestimmten Krebserkrankungen (Kaposi-Sarkom oder B-Zell-Lymphom) oder mit einer Hirnbeteiligung (Enzephalopathie). Zehn Prozent der Patienten mit HIV-Infektionen weisen eine relevante geistige Leistungsminderung auf. Weitere Infektionen, Erkrankungen, Drogen und Medikamente können die Defizite verstärken. Meist handelt es sich um eine emotionale Abflachung und eine Abnahme von Planungsfähigkeit und Entscheidungsfreudigkeit, praktischem Leistungsvermögen und Gedächtnis.

Die hochaktive antiretrovirale Therapie (HAART) hat die Prognose der Patienten in vieler Hinsicht grundlegend verbessert. Bei HIV-Infizierten mit dementiellen Störungen im höheren Lebensalter muss deshalb auch daran gedacht werden, dass andere häufige Hirnveränderungen (z. B. Alzheimer) mit zugrunde liegen können.

COVID-19

Viren können das Zentralnervensystem direkt oder indirekt angreifen oder bereits seine Entwicklung stören, wie das beim Zika-Virus der Fall ist. Die COVID-Pandemie führt zu sehr unterschiedlichen Konsequenzen. Die akute Infektion kann den Menschen schwächen wie auch andere schwere Virusinfektionen, z. B. eine Grippe. Nach Abklingen der akuten Infektion bleibt ein erheblicher Teil der Betroffenen über einen längeren Zeitraum erschöpft und messbar in der geistigen Leistungsfähigkeit beeinträchtigt. Bei einem kleineren Teil der Patienten stößt die Infektion entzündliche Prozesse an, die zu Gefäßveränderungen und Durchblutungsstörungen führen, im seltenen Extremfall zu Symptomen wie bei einer vaskulär verursachten Demenz.

Die indirekten Effekte der Pandemie mit mangelnden Kontakten, fehlender Abwechslung und Anregung oder die Hindernisse auf dem Weg zur medizinischen Versorgung betreffen Menschen mit einer Demenz besonders stark und können zu einem Leistungsknick führen. Telemedizinische Angebote werden von diesen Patienten und ihren Angehörigen schlechter aufgegriffen als von jüngeren COVID-Infizierten.

Hirnverletzungen, Boxerdemenz

Jede Gehirnverletzung zehrt an der Substanz. Aus gutem Grund wird das empfindliche und weiche Gehirn von einer harten Schale mit weicher Innenpolsterung geschützt.

Ein schweres Schädel-Hirn-Trauma kann unmittelbar zu einem Verlust wichtiger Hirnareale und Funktionen führen, die nicht mehr ersetzbar sind. Somit kann eine Demenz, ein schwerer und anhaltender Verlust der geistigen Leistungsfähigkeit, auch sofort nach einem einzigen Unfall eintreten. In der Versorgung geht es akut darum, weitere fatale Komplikationen von der Hirnblutung bis zur Hirnentzündung (Enzephalitis) bei offener Schädelverletzung zu verhindern. Im weiteren Verlauf lohnt sich meist ein energisches körperliches und geistiges Training, um möglichst viel der verloren gegangenen Leistungen möglichst rasch wiederherzustellen. Nach einem solchen Ereignis setzen Reparaturmechanismen im Gehirn ein, die auch zu Alzheimer-ähnlichen Ablagerungen führen können, aber es handelt sich dabei nicht um rasch fortschreitende neurodegenerative Veränderungen.

Ein leichteres Schädel-Hirn-Trauma wird gerade bei jüngeren Patienten meist gut und ohne nachhaltige Defizite überwunden. Jedoch zeigen große Studien, dass das Risiko, später eine Demenz zu entwickeln, deutlich erhöht ist. Es geht also ein Teil der Reserven, auf die man im Alter angewiesen ist, bei der Verletzung verloren.

Einen Sonderfall stellt die wiederholte Verletzung des Gehirns bei manchen Kontaktsportarten (*dementia pugilistica* = Boxerdemenz) oder häuslicher Gewalt dar («Battered-wife-Syndrom»). Ziel des sogenannten Boxsports und anderer Formen

	Symptome	Hirnveränderungen
1	leichte Störung der Aufmerksamkeit; depressiv, reizbar	umschriebene Veränderungen im Frontalhirn und Hirnstamm
2	leichte Störung des Neugedächtnisses; depressiv, aggressiv	fortschreitende Veränderungen im Hirnstamm, Aufweitung der Hirnkammern
3	beeinträchtigtes Erinnerungsvermögen, Schwierigkeiten in der Ausführung anspruchsvoller Handlungen, räumliche Orientierungsstörungen; apathisch, suizidale Krisen	Atrophie des Frontalhirns
4	verwaschene, verlangsamte Sprache und Wortfindungsstörungen, Demenz; Parkinson-ähnliche Verlangsamung und Steifigkeit	ausgedehnte Hirnatrophie und Ablagerung von Neurofibrillen

Tab. 6: Demenz infolge wiederholter Hirnverletzung, die Stadien der chronisch traumatischen Enzephalopathie (CTE)

öffentlich ausgetragener Gewalt ist eine Gehirnerschütterung von solcher Heftigkeit, dass die natürlichen Schutzbarrieren überwunden und die Gegner verteidigungsunfähig zu Boden geschlagen werden (Knockout). Da im Training und in wiederholten Kämpfen das Gehirn immer wieder angeschlagen wird, kommt es neben Zerreißungen kleinerer und größerer Gefäße vor allem zu einem anhaltenden Entzündungs- und Reparaturprozess, durch den Nervengewebe in Narbengewebe umgebaut wird. Besonders betroffen sind die tapferen Kämpfer mit dem «großen Boxerherz». Die Substanz nimmt ab, das Gehirn schrumpft, die Reflexe erlahmen, der Gang wird schleppend, die Sprache verwaschen und schlicht, die geistige Leistungsfähigkeit geht verloren (Tab. 6).

Sport ist also nicht immer gesund. Skifahren und Radfahren ohne Helm, Eishockey, Rugby, American Football, Fußball und allzu viele Kopfbälle, Bergsteigen, Geräte- und Apnoetauchen, Kampfsportarten aller Art, aber auch Marathonlaufen können die geistige Fitness gefährden. Frühere Profifußballer scheinen im Alter hinsichtlich Herz- und Lungenerkrankungen gesünder als die Allgemeinbevölkerung. Es gibt aber Hinweise auf drastische Unterschiede des Demenzrisikos zwischen Torhütern (niedrig) und Feldspielern (hoch).

Wer aus ästhetischen Gründen und zur Demonstration seiner verbürgten Freiheitsrechte unbedingt ohne Sturzhelm Fahrrad oder Ski fahren will, kann das tun. Die Solidargemeinschaft wird für die Folgen aufkommen.

Subduralhämatom (SDH)

Das Risiko einer lebensgefährlichen Einblutung (Hämatom) zwischen der harten Hirnhaut (Dura) und der Hirnrinde besteht bei jungen Leuten nach einer schweren Kopfverletzung, im mittleren Lebensalter bei alkoholkranken Menschen mit Gerinnungsstörungen, bei älteren Menschen, sofern sie gerinnungshemmende Medikamente einnehmen oder häufiger stürzen. Kopfschmerzen, leichte Lähmungserscheinungen, Müdigkeit und Bewusstseinsverlust können sich erst mit Verzögerung bemerkbar machen. Die größte Gefahr besteht bei einer Volumenzunahme der Blutung in der Verdrängung des Gehirns, das nur durch das große Hinterhauptsloch (Foramen magnum) in Richtung Rückenmark ausweichen und daher dort eingeklemmt werden kann. Dadurch werden lebenswichtige Hirnstrukturen und Funktionen gefährdet mit möglicherweise tödlichem Ausgang. Bei wiederkehrenden kleineren Blutungen können Hirnstruktur und -funktion nachhaltig beeinträchtigt werden und der Entwicklung einer Demenz Vorschub leisten. Der Druck auf das Gehirn kann durch eine Bohrung in die Schädeldecke und Ausräumung der Blutung genommen werden. Überprüft werden müssen die gerinnungshemmende Medikation und die Möglichkeiten einer Sturzprophylaxe.

Normaldruckhydrozephalus (NDH)

Dabei handelt es sich um einen inneren «Wasserkopf» (lat. Hydrozephalus), bei dem sich die Hirnflüssigkeit mit fast normalem, nur geringem Überdruck in den Hirnkammern staut. Ursachen dafür können Hirnverletzungen, Entzündungen, Blutungen und anderes sein; sie können aber auch gänzlich unbekannt bleiben. Durch den Aufstau wird die Funktion der langen Nervenbahnen beeinträchtigt, die für die Reizleitung von und in die unteren Bereiche des Rückenmarks zuständig sind. Dadurch wird die Steuerung der unteren Extremitäten und der Harnblase gestört. Neben einer Demenz zeigen die Betroffenen daher Gangstörungen und verlieren die Kontrolle über die Harnblase. Der Hirndruck kann schwanken – und in Abhängigkeit davon schwankt auch die Symptomatik, die von Woche zu Woche recht unterschiedlich ausgeprägt sein kann.

Also legen Demenz, kleinschrittiger Gang und Inkontinenz mit schwankendem Verlauf den Verdacht auf einen Normaldruckhydrozephalus nahe. Die apparative Diagnostik dient auch der Unterscheidung von der symptomatisch ähnlichen Demenz mit Lewy-Körperchen. Die Bildgebung (MRT) kann diesen Verdacht untermauern, wenn die inneren Hirnkammern aufgeweitet sind und Hirnflüssigkeit aus den Kammern in das Hirngewebe übertritt. Bewiesen wird die Diagnose, wenn der Ablass von Nervenwasser bei einer Lumbalpunktion zu einer deutlichen Symptombesserung führt. Dieser Effekt ist jedoch nicht dauerhaft, da Nervenwasser ständig nachgebildet wird. Falls auch ein nochmaliger Liquorablass zu einem deutlichen Erfolg führt, kann eine dauerhafte Liquorableitung aus den Hirnkammern ins Herz oder die Bauchhöhle erwogen werden (ventrikulo-atrialer oder ventrikulo-peritonealer Shunt).

Krebs und Demenz

Eine Zeitlang wurde behauptet, Patienten mit einer Alzheimer-Demenz seien insgesamt gesünder und hätten damit auch seltener bösartige Erkrankungen wie Krebs. Dies war allerdings darauf zurückzuführen, dass damals die Alzheimer-Diagnose eine Ausschlussdiagnose war; es durfte also gar keine andere schwerwiegende Erkrankung vorhanden sein, um Alzheimer mit einiger Wahrscheinlichkeit diagnostizieren zu können. Dies ist heute anders, und damit ist auch festzustellen, dass im Allgemeinen eine Art von Erkrankung (z.B. eine Demenz) nicht grundsätzlich gegen eine andere Art von Erkrankungen (z.B. Krebserkrankungen) schützt. Sowohl die Demenzen als auch die Krebserkrankungen sind häufig und betreffen bevorzugt ältere Menschen. Damit ist ein Zusammentreffen von vornherein wahrscheinlich.

Selten einmal beeinträchtigt ein Hirntumor die Hirnleistung stark, verursacht aber ansonsten keine charakteristischen Störungen und täuscht damit eine dementielle Erkrankung vor. Meist helfen eine sorgfältige Krankengeschichte und Untersuchung, spätestens aber die Bildgebung, um den Tumor zu entdecken.

Häufiger hingegen kommt es vor, dass die Krebserkrankung den gesamten Organismus zeitweise so schwächt, dass auch das Gehirn nicht mehr ausreichend versorgt wird und die Leistung abnimmt. Hinzu kommt die Niedergeschlagenheit wegen Diagnose, belastender Behandlung und unsicherer Perspektiven.

Die moderne intensive Krebsbehandlung mit vielen Mitteln von Medikamenten bis zur Bestrahlung kann ebenfalls Spuren am Gehirn hinterlassen («Chemo-Brain»). Hier macht sich die Verletzlichkeit des äußerst stoffwechselaktiven Gehirns bemerkbar, das auf Maßnahmen empfindlich mitreagiert, die eigentlich bösartige Zellen treffen sollen. Die Reaktivierung soll hierbei körperliche und soziale Anregungen umfassen. Eine hilfreiche Wirkung von Medikamenten ist bisher nicht nachgewiesen.

Demenzen im Kindes- und Jugendalter

Etwa eines von 3000 Kindern leidet unter einer fortschreitenden Hirnerkrankung, die in jungen Jahren zu einer Demenz mit einem schwerwiegenden Verlust bereits vorhandener geistiger Fähigkeiten führen kann. Derzeit sind etwa 100 solcher Krankheiten z.B. des Fettstoffwechsels und zellulären Energiehaushalts (Mitochondriopathien) bekannt.

Gemischte Demenz

Es ist bedauerlich, dass die Natur und auch der dazugehörige Mensch mit seinen Gebrechen nicht so einfach und klar geordnet ist, wie der Verstand das gerne hätte. Besonders bei älteren Menschen überlagern sich viele Veränderungen, die sich im Laufe eines Lebens anhäufen können. Die Leistung von Alzheimer und Kollegen bestand unter anderem darin, aus einer unübersichtlichen Vielfalt die besonderen Charakteristika einzelner Grunderkrankungen herauszuarbeiten. Seit aber immer mehr Biomarker zur Verfügung stehen, lassen sich die einzelnen zugrunde liegenden Facetten der Hirnveränderungen objektiv nachweisen, und die eine im Vordergrund stehende Erkrankung muss nicht mehr in einem diagnostischen Ausschlussverfahren herausgestellt werden.

Charakteristika der Altersmedizin sind die Vielfalt gleichzeitig bestehender Erkrankungen (Multimorbidität) und die große Zahl medikamentöser Behandlungsversuche (Polypharmazie) (Abb. 11). Konkret bedeutet dies, die überwiegende Mehrzahl der älteren Menschen mit einer Demenz weist nicht nur eine Hirnerkrankung auf, sondern mehrere. Fast alle zeigen Alzheimer-typische Veränderungen und mehr als die Hälfte zusätzliche Gefäßerkrankungen, dazu kommen andere neurodegenerative Veränderungen, Entzündungen, Verletzungsfolgen usw. Überdies wird die Leistungsfähigkeit zusätzlich durch körperliche Gebrechen beeinträchtigt. 40 Prozent der dementen Patienten leiden zusätzlich unter Bluthochdruck und Diabetes mellitus; 30 Prozent unter einer Leistungsminderung von Herz und Nieren; 25 Prozent unter einer chronischen Atemwegserkrankung; mehr als 10 Prozent unter einer bösartigen Erkrankung. Dazu kommen Nebenwirkungen von Medikamenten, Bewegungsmangel, Isolation und depressive Verstimmung.

Positiv betrachtet bedeutet dies, dass sich vielleicht an vielen Stellen mit der gebührenden Vorsicht eingreifen lässt. Im Negativen, dass ein labiles Gleichgewicht auch durch behutsame Veränderungen empfindlich gestört werden kann. Diese komplizierte Mischung von Hirn- und anderen körperlichen Ver-

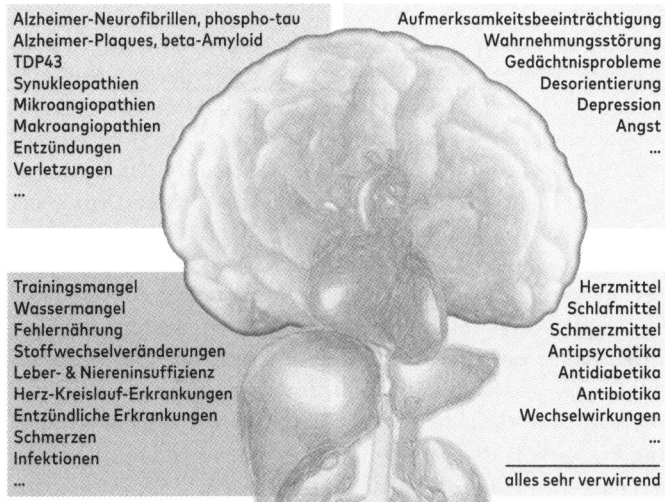

Alzheimer-Neurofibrillen, phospho-tau
Alzheimer-Plaques, beta-Amyloid
TDP43
Synukleopathien
Mikroangiopathien
Makroangiopathien
Entzündungen
Verletzungen
...

Aufmerksamkeitsbeeinträchtigung
Wahrnehmungsstörung
Gedächtnisprobleme
Desorientierung
Depression
Angst
...

Trainingsmangel
Wassermangel
Fehlernährung
Stoffwechselveränderungen
Leber- & Niereninsuffizienz
Herz-Kreislauf-Erkrankungen
Entzündliche Erkrankungen
Schmerzen
Infektionen
...

Herzmittel
Schlafmittel
Schmerzmittel
Antipsychotika
Antidiabetika
Antibiotika
Wechselwirkungen
...

alles sehr verwirrend

Abb. 11: Gemischte Demenz, Multimorbidität, Polypharmazie – und die Psyche selbst. Demenz wird bei den meisten älteren Menschen nicht nur durch eine Hirnerkrankung verursacht, sondern durch mehrere. Gleichzeitig wird sie durch weitere körperliche Erkrankungen, Medikamente mit verwirrenden Nebenwirkungen und die menschliche Reaktion auf diese Belastungen kompliziert.

änderungen mit der gleichzeitigen Belastung des Organismus durch unterschiedliche Medikamente bietet auch eine große Chance für den guten Allgemeinarzt, erfahrenen Psychiater, Apotheker und Geriater.

4. Vorbeugung (Prävention)

Das Gehirn ist kein Knochen, der nach einem Bruch ohne erkennbaren Funktionsverlust wieder zusammenwachsen kann. Die Bedeutung der Knochen soll in einer Welt der Schwerkraft

nicht gering geschätzt werden, aber deren Leistung ist vorrangig
statisch und passiv. Das Gegenteil ist beim Gehirn der Fall. Es
ist weich, höchst verletzlich und wird daher durch einen knö-
chernen Helm von allen Seiten geschützt und mit dichten Häu-
ten und einem feinen Netz auf einem Wasserkissen abgepuffert.
Das Gehirn läuft Tag und Nacht auf hohen Touren, nicht nur
um wahrzunehmen und gleich zu reagieren, sondern vor allem
um aus dem Erlebten und Gemerkten Vorhersagen über mögliche Entwicklungen, über die Zukunft zu treffen. Der ständige
Energieverbrauch ist sehr hoch und dient dem permanenten
Umbau des gesamten Systems von der Leistungssteuerung einzelner Zellen bis zum Verlegen neuer Kabelstränge. Das Gehirn
ist also das mit Abstand beweglichste Organ des menschlichen
Körpers. Während der Knochen nur steht und die Muskelfaser
nur zuckt, wachsen die Nervenzellen beständig in alle Richtun-
gen des Raumes, jederzeit bereit, ihre Fortsätze wieder zurück-
zuziehen; produzieren bedarfsgerechte Eiweiße und Botenstoffe;
wechseln ihre Erregbarkeit und feuern elektrische Signale, wie
es die Situation erfordert.

Diese einführende Eloge auf das Zentralnervensystem soll
gleich die verwegene Idee ad absurdum führen, man könne ein
System, in dem wesentliche Nervenzellgruppen bereits zerstört
sind und das die Grenzen seiner Kompensationsfähigkeit über-
schritten hat, mit einfachen schulmedizinischen oder alterna-
tiven Kniffen wieder ins Lot bringen. Umso verwunderlicher,
dass dies über eine gewisse Zeit trotzdem in gewissen Grenzen
gelingt. Dennoch besteht die geschickteste Politik im Umgang
mit dem Gehirn darin, es von vornherein erstens zu fördern
und zweitens zu schützen.

Voraussetzungen

Gene. Nachkommen von dementen Patienten tragen ein statistisch höheres Risiko, selbst eine Demenz zu entwickeln. Das gilt
vor allem dann, wenn in der Familie mehrere Demenzerkrankungen aufgetreten sind und wenn die Symptome früh began-
nen (präsenile Erkrankungen).

Gen	Chromosom	Beginn meist …	Symptome meist Demenz mit …
Präsenilin 1	14	vor dem 55. Lebensjahr	Krampfanfällen
Präsenilin 2	1	vor 75	Krampfanfällen
Amyloid-Vorläufer	21	vor 65	

Tab. 7: Mutationen als Ursache der Alzheimer-Krankheit und Demenz

Es gibt eine ganze Reihe bereits bekannter Gene, die das Demenzrisiko beeinflussen. Dazu gehören einerseits sogenannte autosomal dominante Genmutationen, die das Risiko, eine Demenz zu entwickeln, drastisch erhöhen. Nur wenige Familien sind von diesen Genen betroffen, die man mit einer Chance von 50 Prozent von Vater oder Mutter erbt. Bei bekannten genetischen Erkrankungen, die früh zu schwerwiegenden Symptomen führen (z. B. Chorea Huntington), können die betroffenen Familien eine genetische Beratung in Anspruch nehmen. Die genetische Beratung wird derzeit bei folgender Zahl blutsverwandter Angehöriger empfohlen:
• drei mit einer Alzheimer-Demenz;
• einem mit präseniler Alzheimer-Demenz;
• einem mit frontotemporaler Demenz;
• einem mit Chorea Huntington;
• einem mit einer Prionose.

Daneben gibt es häufige Genvarianten (Polymorphismen), die das Demenzrisiko etwas erhöhen. 20 Prozent der Bevölkerung sind Träger des Risikopolymorphismus Apolipoprotein E4 (ApoE4), mit dem das Risiko, eine Alzheimer-Demenz zu entwickeln, gegenüber Gleichaltrigen, die das Gen nicht tragen, um den Faktor zwei bis drei gesteigert wird. Trägt man zwei ApoE4-Gene (Homozygotie), so ist das Risiko etwa zehnfach gesteigert.

Bei der Trisomie 21 (Down-Syndrom) liegen drei Kopien des Chromosoms 21 vor. Dabei handelt es sich also weder um eine

Mutation noch um einen Polymorphismus. Da auf diesem Chromosom das Gen für die Herstellung eines Amyloid-Vorläuferproteins sitzt, wird etwas mehr davon produziert, mit der Folge, dass die Patienten etwa ab dem vierzigsten Lebensjahr Alzheimer-Amyloid-Ablagerungen im Gehirn entwickeln. Die geistige Leistungsfähigkeit nimmt ab.

Derzeit gibt es noch keine Möglichkeiten, die Gene und deren Wirkungen mit Medikamenten direkt zu beeinflussen. Weiß man jedoch von einem eigenen genetisch erhöhten Risiko, so kann dies als Motivation dienen, das eigene Gesundheitsverhalten zu verbessern. Der geschickte Umgang mit den eigenen genetischen Voraussetzungen fällt heute unter den weiten Begriff der «Epigenetik».

Geschlecht. Ein unveränderliches genetisches Ausstattungsmerkmal ist das Geschlecht. Männer sind nur im Besitz eines unvollständigen Chromosomensatzes, da das 22. Chromosom (X-Chromosom) weitgehend fehlt und dieser Verlust nicht durch das Minichromosom Y aufgewogen werden kann. Daher leiden Männer etwas häufiger an erblichen Defiziten als Frauen, so auch an genetisch bedingter Intelligenzminderung. Männer entwickeln häufiger eine Parkinson-Krankheit und eine Multi-Infarkt-Demenz, während Frauen häufiger die Folgen einer Alzheimer-Krankheit erleben. Dies liegt vor allem an der höheren Lebenserwartung, die unter anderem durch den um 3,2 cm längeren Chromosomensatz begünstigt wird.

Alter. Alter bleibt der wichtigste statistische Risikofaktor für eine Demenz. Behandelbar ist das Alter nicht, aber man kann versuchen, lange geistig und biologisch jung zu bleiben. Daran arbeiten Bildungssystem, Medien, Medizin und Hygiene. Überhaupt kommen uns die ganzen modernen Lebensbedingungen in der westlichen Welt zugute. Man sollte die Chancen nutzen. Das scheint im Übrigen nicht nur eine egoistische Haltung, sondern geradezu eine soziale Verpflichtung zu sein.

Vor mehreren Jahren gab es vergleichende Studien über die Häufigkeit dementieller Erkrankungen in Entwicklungs- und entwickelten Ländern, die es hinsichtlich eines angeblich niedrigeren Demenzrisikos attraktiv erscheinen ließen, jenseits eines gewissen Alters nach Schwarzafrika umzusiedeln. Diese These war nicht aufrechtzuerhalten, da die Abweichungen durch andere Einflüsse zu erklären waren (andere Lebenserwartung, höherer Selektionsdruck, «survival of the fittest»). Mit dem Demenzrisiko besonderer indigener Gruppen lassen sich sowohl aufgrund der speziellen Lebensbedingungen als auch der unterschiedlichen Lebenserwartungen keine überzeugenden Vergleiche anstellen.

Geistige Reserve

Intelligenz. Die Bedeutung einer hohen Begabung und regen Geistestätigkeit bestätigt sich immer wieder und in ganz unterschiedlichen Untersuchungen. Dabei ist der Einwand nicht auszuräumen, dass es sich zumindest teilweise um einen Zirkelschluss handelt: Wer sein Leben lang gescheiter und geistig aktiver ist, behält diese Eigenschaften eben auch im Alter etwas länger. Dies befreit aber weder den Einzelnen noch die Gesellschaft von der Verpflichtung, alle Möglichkeiten zu bieten, zu suchen und auszuschöpfen, um sein Gehirn zu trainieren. Neugier und Zwanglosigkeit sind dafür günstige Voraussetzungen ebenso wie gut verfügbare und attraktive Bildungsangebote über die gesamte Lebensspanne. Vor einer Überbewertung der abstrakten, «höheren» Intelligenz, wie sie heute in Laboren schnell gemessen wird, sei noch einmal ausdrücklich gewarnt. Die geistige Leistungsfähigkeit hat viele Facetten, die bei der notwendigen Vereinfachung in einer Testung nicht annähernd erfasst werden können.

«Bildung». Es ist wenig überraschend, dass ein höherer Schulabschluss und ein anspruchsvollerer Beruf mit höherem Einkommen statistisch auch zu besseren Chancen im höheren Alter qualifizieren. In manchen Studien zur positiven Psychologie zeigt sich, dass Menschen, die Opern und Galerien besuchen, weniger durch eine Demenz gefährdet sind als jene, die lange vor dem Fernseher sitzen. Doch Vorsicht, weder die *Mona Lisa* noch Wagners *Ring* verströmen heilsame Wirkungen, und das Fernsehen ist kein Gift. Voraussetzungen und Umstände spielen eine weit wichtigere Rolle. Privilegierte und Gebildete entwickeln anspruchsvolle kulturelle Interessen, sonnen sich gerne darin, und dieses wonnige Wohlbefinden mag den Organismus schützen. Auf andere wirken ein herablassender Blick aus dem frühen 16. Jahrhundert und Wagners dumpfes Nibelungengedöns mit Heldengetöse zutiefst deprimierend. Fernsehen ist eines der großartigsten frei verfügbaren Bildungsinstrumente, wenn es vernünftig genutzt wird. Prekäre Sendungen in Dauerschleife verzerren allerdings die Wahrnehmung, verzehren den Verstand und schaden dem Menschen, vor allem wenn sie bei minimaler Mobilität mit Chips und Cola in großen Mengen unterfüttert werden.

Resilienz. Motivation, Mut, soziales Geschick und ein manuelles Gespür dafür, wie man Sachen richtig in den Griff bekommt, spielen eine große Rolle für den Erfolg, sind mit Bleistift, Papier oder Computer aber nicht richtig zu messen. Wenn in vergleichenden Studien herauskommt, dass Nobelpreisträger etc. geistig im Durchschnitt besser gewappnet sind als ungelernte Hilfsarbeiter, so trägt dies dem Schicksal eines Migranten keine Rechnung, der außer seinem Leben alles verloren hat, unterwegs und im Aufnahmeland trotz widrigster Umstände immer wieder Gelegenheitsjobs tapfer ergattert hat und nun auch noch in der dritten Fremdsprache seine geistige Leistungsfähigkeit unter Beweis stellen soll. Zugegeben, über wirksame Schutzfaktoren ist weit weniger bekannt als über Risikofaktoren und manche Hinweise muten etwas fragwürdig an: Gewissenhaftigkeit (engl. *conscientiousness*) bewahrt die Leistungsfähigkeit, wie auch ein positives Bild vom Alter und ein positiver Blick auf die eigene Lebensbilanz.

Fallbericht aus den Jahren 1796 bis 1804. *Immanuel Kant wurde 1724 als viertes von sechs Kindern in Königsberg geboren und verbrachte dort fast sein ganzes Leben. Seine akademische Kar-*

riere war herausragend. Er war nach eigener Angabe «auf schwächliche Art gesund» und erkannte früh die Pflicht, sich gesund zu halten, was ihm auch mit Ausnahme einer einzigen Gehirnerschütterung gut gelang. Er war ein unverheirateter, geselliger Einzelgänger, der fast jeden Tag mit einem Drei-Gänge-Menü, Weinbegleitung und Obst zu Tisch lud und sich auch selbst kenntnisreich an der Vorbereitung der Speisen beteiligte. Chronische Verstopfung verstand er als Symptom der sitzenden Gelehrtentätigkeit. Er liebte Kaffee. Ab dem 40. Lebensjahr litt er unter Migräne, später auch gelegentlich unter Doppelbildern, wobei er auf dem linken Auge aufgrund einer zunehmenden Linsentrübung ohnehin schlechter sah. Mit 71 Jahren wirkte er auf seine Bekannten zunehmend verändert, entwickelte erste Gedächtnisstörungen, erzählte am selben Tag mehrmals die gleichen Geschichten, wobei seine Leistungsfähigkeit stark schwankte. Ab dem 73. Lebensjahr fiel er häufig hin, ging nur noch selten außer Haus und schlief viel. Nachts wurde er zunehmend verwirrt, litt unter lebhaften Halluzinationen und großer Angst. Er hatte noch stärkere Kopfschmerzen und nach den Mahlzeiten Bauchschmerzen, da sein Magen stark anschwoll und sich nur langsam entleerte. Er war zeitlich desorientiert, Konzentrations- und Urteilsfähigkeit nahmen ab. Als er nach langer Zeit zu seinem Gartentor geführt wurde, bestand er darauf, nach der langen Reise sofort wieder heimzukehren.

Frage: Um welche Form der Demenz handelte es sich?

Lehre: Auch wenn man von den Genen bis zur Lebensführung alles richtig macht, ist man nicht absolut gegen eine Demenz gefeit.

Einige der vermeintlich beeinflussbaren Risikofaktoren kann der einzelne Mensch nicht frei und willentlich gestalten. Dies bezieht sich nicht nur auf das Erreichen des Klassenziels und das langfristige Anlegen geistiger Reserven, die Philosophie der Aufklärung, einen Lehrstuhl mit privatem Hörsaal, der Mitgliedschaft in «exklusiven» Golfclubs oder Haltung von Hunden in Altenheimen. Leichter fällt es oft, jene Faktoren anzugehen, die

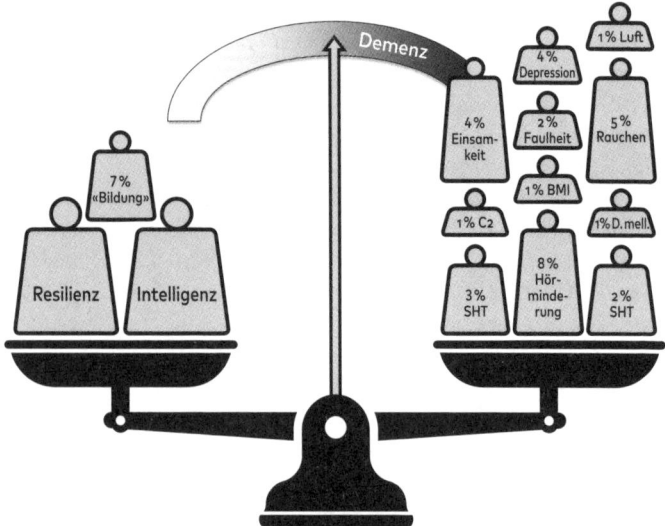

Abb. 12: Die Größe der Gewichte steht für den Anteil der Demenzerkrankungen, die durch eine optimale Beeinflussung dieser Faktoren verhindert werden könnten.

ohne große eigene Anstrengung bewältigt werden können, aber mit Mitteln gegen den Bluthochdruck, Insulin bei Diabetes mellitus usw. Es vermag nicht überraschen, dass jene besser gewappnet erscheinen, die im Alter ihr Leben noch aktiv und erfolgreich gestalten können. Von sozialen Nachteilen, die sich auf das Demenzrisiko auswirken, sind heute vorwiegend Frauen älterer Generationen betroffen, die früher schlechtere Ausbildungs- und Berufschancen hatten, niedrigere Gehälter und Renten, häufiger belastende Lebenssituationen mit verlorener Selbstsicherheit und geringem Selbstwert, wiederkehrenden körperlichen und depressiven Erkrankungen bei dennoch hoher Lebenserwartung. Trotz oder gerade wegen dieser Ungleichheit lohnt es sich im Rahmen der eigenen Voraussetzungen und Gestaltungsmöglichkeiten, die Spielräume zum eigenen Vorteil auszunutzen und die Gewichte günstig zu verteilen (Abb. 12).

Risikoerkrankungen

Zunächst kommen jedem zu Recht die bekannten Gefäßrisikofaktoren in den Sinn: Bluthochdruck, erhöhtes Cholesterin, Diabetes mellitus, Fettleibigkeit und Rauchen. Sie sind und bleiben wichtig. Ihre Behandlung lohnt sich nicht nur hinsichtlich einer späteren Demenz, sondern auch bezüglich Schlaganfall, Herzinfarkt und Lebensqualität, darf jedoch nicht allein auf der Einnahme von Tabletten beruhen. Es gibt eine ganze Reihe von beeinflussbaren Größen, die von der Kindheit bis ins hohe Alter in den Blick genommen werden müssen.

Psychisch. Eine frühere *Depression* verdoppelt das Risiko, in einem bestimmten Alter dement zu werden. Je leichter die Depression, desto geringer, je schwerer, länger und häufiger, desto höher das Risiko einer späteren Demenz. Depression lähmt den ganzen Menschen und zeitweise auch sein Gehirn. Es wird weniger Nervenwachstumsfaktor gebildet, und eine vermehrte Ausschüttung von Cortison schwächt das Gehirn über längere Zeit zusätzlich. Da der Schlaf meist beeinträchtigt ist, gelingt es nicht mehr, nachts Alzheimer-Amyloid aus dem Gehirn zu transportieren; gleichzeitig nehmen die körpereigenen Antikörper gegen Alzheimer-Amyloid ab. Dies alles führt dazu, dass Alterungsprozesse beschleunigt und die körpereigenen Gegenmaßnahmen behindert werden. Depression lässt sich psycho- und soziotherapeutisch sowie mit geeigneten Medikamenten erfolgreich therapieren. Aus Sicht der Demenzverhütung muss sie dringend behandelt werden.

Die frühere «Dementia praecox» (vorzeitige Demenz) heißt jetzt *Schizophrenie* und ist heute bei vielen Patienten gut behandelbar. Die Schizophrenie führt also bei der Mehrzahl nicht mehr früh in die Demenz, jedoch ist sie bei schwierigen Verläufen oft mit anderen Verhaltensweisen assoziiert, die ihrerseits das Risiko enorm steigern können: viel Rauchen, schlechte Ernährung, wenig Bewegung, hohes Gewicht, schwere Depression, viele Tabletten und ein dünnes soziales Netz.

Zerebral. Es ist eigentlich trivial, und doch muss die Bedeutung der Sinnesleistung beziehungsweise der sensorischen Gebrechlichkeit für die Leistungsfähigkeit des Gehirns aufgrund neuer Forschungsergebnisse besonders betont werden. Störungen von Geruch und Geschmack können sehr früh vor der Entwicklung anderer Symptome Zeichen einer beginnenden Funktionsstörung im Bereich des Riechhirns und seiner Ausstülpungen darstellen. Damit geht auch ein ganz erheblicher Teil der anregenden Genussfähigkeit verloren und möglicherweise auch der Appetit. Da das Sehen für die Orientierung in der menschlichen Umwelt unabdingbar ist, sehen die meisten die Vorteile von Brillen und anderen Sehhilfen mühelos ein. Ganz anders jedoch verhält es sich mit der *Hörminderung* (Hypakusis), die mit moderner Technik gut kompensiert werden könnte, wenn sich die Menschen dies nur rechtzeitig gefallen ließen. Leider ist dies nur bei einem Teil der Patienten der Fall. Ein wiederum erheblicher Teil der anderen verzweifelt, wenn die Hörgeräte zu spät eingesetzt werden und der Schläfenlappen die Signale nicht mehr angemessen verarbeiten kann. Das Gehirn kann und sollte rechtzeitig trainiert werden. Eine Hörminderung im mittleren Lebensalter steigert das Risiko für eine spätere Demenz nahezu um den Faktor zwei. Ein vermindertes Gleichgewicht und Gefühlsstörungen durch eine Veränderung der Sinnesnerven von Beinen und Armen (Polyneuropathie, PNP) sind bei alten Menschen nicht selten und erhöhen die Sturzgefahr. Bei Menschen, die im mittleren Lebensalter bereits eine Sensibilitätsstörung entwickeln, muss den Ursachen unbedingt nachgegangen werden, um ungünstige mittel- und langfristige Folgen zu verhindern (z.B. aufgrund von Veranlagung, Alkoholmissbrauch, Fehlernährung). Erste Anzeichen einer Hirngefäßveränderung, sei es als zufälliger Nebenbefund im MRT oder als vorübergehende Durchblutungsstörung, müssen zu einer Beschäftigung mit Risikofaktoren und Behandlungsmöglichkeiten führen. Unbedingte Warnzeichen sind «kleine Schlaganfälle», vorübergehende Gedächtnisstörungen (transiente globale Amnesie) oder Symptome von zeitweiligen Durchblutungsstörungen in anderen Hirnarealen (transiente ischämische Attacken). Im Prinzip können alle möglichen Arten der Hirnschädigung die Reserven aufbrauchen. Bemerkbar macht sich dies dann erst durch das erhöhte Risiko im höheren Lebensalter, da die Folgen zunächst oft kompensiert werden können.

Somatisch. Bei vielen körperlichen Vorerkrankungen lassen sich die Vorteile einer frühzeitigen und konsequenten Behandlung unmittelbar erkennen (Blutzucker und Blutdruck) oder sogar verspüren (wiederhergestellte Leistungsfähigkeit und Schmerzfreiheit).

Der Einstieg über die Zahnmedizin mag überraschen, und doch häufen sich die Hinweise auf einen Zusammenhang von Zahnfleischentzündung *(Parodontitis)* und Zahnverlust mit weiteren Entzündungen und Infektionen, damit schlechterer Ernährung und beeinträchtigter Nahrungsverwertung sowie veränderter Flora (Mikrobiom) im Verdauungstrakt. Je mehr und je früher Zähne verloren gehen, desto höher das Demenzrisiko. Je höher die Zahl der eigenen Zähne und je besser die Kauleistung im Alter, desto besser die geistige Leistungsfähigkeit. Bestimmte Bakterien (Porphyromonas gingivalis) wurden nicht nur in entzündeter Mundschleimhaut, sondern auch in Gefäßverkalkungen (atherosklerotische Plaques – nicht zu verwechseln mit Alzheimer-Plaques) und im Hippokampus von dementen Patienten nachgewiesen. Andere Bakterien (z. B. Bacteroides, Blautia) bilden im Darm Alzheimer-Amyloid und brechen die schützenden Barrieren der Darmschleimhaut auf *(leaky gut)*.

Dass Bluthochdruck (Hypertonus) im mittleren Lebensalter das Risiko eines Herzinfarkts und Schlaganfalls sowie einer späteren Demenz deutlich erhöht, ist unumstritten. Bluthochdruck muss also entdeckt und behandelt werden, durch Bewegung, Gewichtsabnahme, Ernährungsumstellung, Stressabbau und gegebenenfalls Medikamente. Uneinheitlich sind die Daten und Empfehlungen, wie sehr der Blutdruck gesenkt werden soll und welche Konzessionen im höheren Lebensalter bei Patienten gemacht werden müssen, deren Organismus über Jahrzehnte an einen erhöhten Blutdruck gewöhnt ist (Bedarfshochdruck). Neuere Daten sprechen für die Vorteile einer sehr deutlichen

Körperliche Befunde	Laborbefunde
Diabetes mellitus	gestörte Glukoseverwertung
Bluthochdruck	mangelnde Insulinwirkung
Fettleibigkeit (großer Bauchumfang)	Fettstoffwechselstörung

Tab. 8: Als metabolisches Syndrom («Stoffwechselsyndrom») wird die aufgelistete Kombination von Risikomerkmalen bezeichnet.

Senkung des systolischen Blutdruckes im mittleren Lebensalter (systolisch maximal 120 mmg). Typische Folgen eines stark erhöhten Blutdruckes sind eine Verhärtung und Verengung der Gefäßwände *(Atherosklerose)*, eine Schwächung des Herzmuskels (Herzinsuffizienz), Hirnblutungen (hämorrhagischer Infarkt) und anderes. Häufigste Form des Schlaganfalls ist die Verstopfung vorgeschädigter Gefäße (ischämischer Infarkt). Bei einer ausgeprägten Herzmuskelschwäche, bestimmten Herzrhythmusstörungen, Herzklappenfehlern und Entzündungen können sich Blutgerinnsel (Thromben) bilden. Diese Thromben und Wucherungen verkalkter Gefäße können mit dem Blutstrom so weit fortgerissen werden, bis sie die Gefäße verstopfen (embolischer Infarkt).

Bluthochdruck und Gefäßveränderungen werden begünstigt durch Stoffwechselerkrankungen wie die Zuckerkrankheit (Diabetes mellitus), erhöhte Blutfette (Hypercholesterinämie), Übergewicht (Adipositas), Fehlernährung und Bewegungsmangel (Tab. 8).

Bei der Therapie ist ein vernünftiges Maß einzuhalten. Ein zu niedriger Blutdruck (Hypotonie) und eine zu strenge Einstellung des Diabetes mellitus mit Unterzuckerung (Hypoglykämie) können – gerade im höheren Lebensalter – besonders negative Folgen haben.

Risikoverhalten

Ernährung. Ausgewogene Ernährung (Tab. 9) schützt vor der Entwicklung einer Demenz.

1,0 bis 2,5 Liter Wasser pro Tag	das am meisten unterschätzte Nahrungsmittel
4 x pro Tag	Früchte und Gemüse
200 g pro Woche	Fisch
mehr als 1 : 10	Ballaststoffe : Kohlenhydrate
weniger als 1,5 g pro Tag	Salz
höchstens 450 kcal pro Woche	gesüßte Getränke und Speisen

Tab. 9: Gesunde Ernährung – mediterran und nicht zu viel

In Japan ist Schlanksein bis zum Alter von 74 Jahren seit 2008 gesetzlich vorgeschrieben («Metabo»-Gesetz). Bürger im arbeitsfähigen Alter stellen sich jährlich beim Betriebsarzt oder auf dem Rathaus vor, um den Leibesumfang zu messen. Im Fall einer Überschreitung der strengen Grenzwerte schließen sich unterschiedliche Maßnahmen bis zum Erreichen des Sollwerts an. Derartige Zielvorgaben seitens des Staates sind in westlichen Demokratien schwer durchsetzbar, zumal der Körperbau noch größere Varianz aufweist als im Fernen Osten. Einige scheinen in punkto Schlankheit vom Glück begünstigt, andere kämpfen von Jugend an mit mehr oder weniger gutem Grund um ein niedriges Körpergewicht. Gesundheitlich erstrebenswert wäre ein Body-Mass-Index (BMI) von 20 bis 25. Der BMI errechnet sich aus dem Körpergewicht in Kilogramm, geteilt durch die geschätzte Körperoberfläche (Quadrat der Körpergröße in Metern). Ein BMI über 30 gilt als deutliches Übergewicht (Adipositas). Fettzellen (Adipozyten) produzieren Entzündungsfaktoren (Interleukine, IL; Tumor-Nekrose-Faktor, TNF; und andere); gleichzeitig werden weniger Substanzen hergestellt, die die geistige Leistungsfähigkeit fördern (Amylin; Leptin).

Ein wiederholtes drastisches Absenken des BMI bringt jedoch auch Nachteile hinsichtlich einer späteren Demenz mit sich. Möglicherweise werden dadurch fettlösliche Gifte aus der Umwelt (z. B. Organo-Chlorid-Pestizide), die sich im Fettgewebe festgesetzt hatten, gelöst und können dadurch das Nervensystem schädigen.

Genuss- und Nahrungsergänzungsmittel. Selten können individu-elle Besonderheiten dazu führen, dass trotz guter Nahrungszu-fuhr ein Mangelzustand entsteht, der dann gezielt ausgeglichen werden muss. Dies kann bei bestimmten Vitaminmangelzu-ständen der Fall sein (Tab. 10). Die einzigen Genussmittel, die, vernünftig genossen, einen protektiven und symptomatischen Effekt besitzen, sind Tee, Kaffee und Kakao.

Die Weltgesundheitsorganisation (WHO) erklärte ganz ent-schieden, dass Nahrungszusätze ohne guten medizinischen Grund ausdrücklich NICHT empfohlen werden.

Einige der angepriesenen Wundertinkturen enthalten sehr viel Alkohol, der kurzzeitig ein trügerisches Wohlgefühl hervor-rufen kann. Auch drei blaue Nonnen können lügen und stehen für den höchstprozentigen Schnaps (80%!), der momentan wohlfeil unter dem trügerischen Siegel der Frömmigkeit zu er-werben ist. Es zeigt sich immer wieder, dass Menschen, die eine sehr geringe Menge von Alkohol konsumieren, niedrigere ge-sundheitliche Risiken aufweisen als solche, die gar keinen Alko-hol konsumieren, während jene, die pro Woche mehr als eine Flasche Wein trinken, deutlich gesteigerte Risiken – auch hin-sichtlich einer Demenz – aufweisen. Dies bedeutet wahrschein-lich nicht, dass geringe Mengen Alkohol bekömmlich wären, sondern dass diejenigen, welche Alkohol vertragen und ihr Ver-halten dabei gut im Griff haben, einfach robuster, resilienter sind. Diese Resilienz zahlt sich auch im höheren Alter aus. Al-kohol wird also ausdrücklich nicht und auch nicht in geringen Mengen empfohlen. Wer die Erfahrung gemacht hat, gar keinen Alkohol zu vertragen oder die Kontrolle zu verlieren, soll dar-auf tunlichst ganz verzichten.

Rauchen kostet Zeit und Geld, erhöht das Krebsrisiko und macht süchtig. Diese Sucht erklärt sich aus dem Ökonomieprin-zip des Gehirns. Es produziert umso weniger Azetylcholin, je mehr Nikotin von außen zugeführt wird. Nikotin erfüllt an den Nikotinrezeptoren, die sonst von Azetylcholin angesteuert wer-den, die gleiche Funktion, nur weit bequemer und gleichzeitig weit weniger elegant. Während das selbst produzierte Azetyl-cholin im Bedarfsfall nur in Millisekunden und Mikroportionen

Nahrungs(ergänzungs)mittel	Chemie	Präventive Wirkung	Symptomatische Wirksamkeit
Tee, Kaffee, Kakao	Flavonoide, Koffein	+	+
Vitamine A, B1, B6, B9, B12, C, D, E	...	#	#
Blaubeeren, Brombeeren, Kirschen	Anthocyanine	?	?
Karotten, andere Gemüse oder Früchte	Carotenoide	?	?
Gelbwurz	Curcumin	?	?
Kräuter und Gewürze (z.B. Kreuzkümmel, Minze, Rosmarin, Salbei)	Monoterpene	?	?
Trauben (Rotwein), Erdnüsse	Resveratrol	?	?

Tab. 10: Genuss-, Nahrungs- und «Nahrungsergänzungs»-Mittel – allein bei Tee, Kaffee und Kakao ist sowohl eine präventive (+) als auch eine symptomatische Wirksamkeit (+) bei manifester Demenz nachgewiesen – sofern sie vernünftig genossen und vertragen werden. Vitamine (#) entfalten nur dann eine über den starken Placebo-Effekt hinausgehende Wirkung, wenn nachgewiesene Vitaminmangelzustände damit ausgeglichen werden.

freigesetzt wird, überschwemmt das inhalierte Nikotin den gesamten Organismus schwallartig und wird nach dem Verglimmen von Zigarette, Zigarillo und Zigarre unangenehm vermisst. Raucher haben bei Stressbelastung und akuter Abstinenz ein noch höheres Risiko, verwirrt (delirant) zu werden, als Alkoholiker. Ursachen sind der akute Azetylcholin-Mangel und die verlorene Bereitschaft eines verwöhnten, süchtigen Gehirns, selbst ausreichend Botenstoff herzustellen.

Bewegung. Lebenslange körperliche Selbstvernachlässigung rächt sich im Alter. Umgekehrt lohnt sich ein Leben mit vernünftigem Bewegungsverhalten unter Vermeidung von Risikosportarten. Bewegung spaltet das Alzheimer-Amyloid. Bei körperlicher Anstrengung wird Irisin freigesetzt, ein Stoff, der ähnliche Eigenschaften hat wie jene Eiweiße (Sekretasen), die

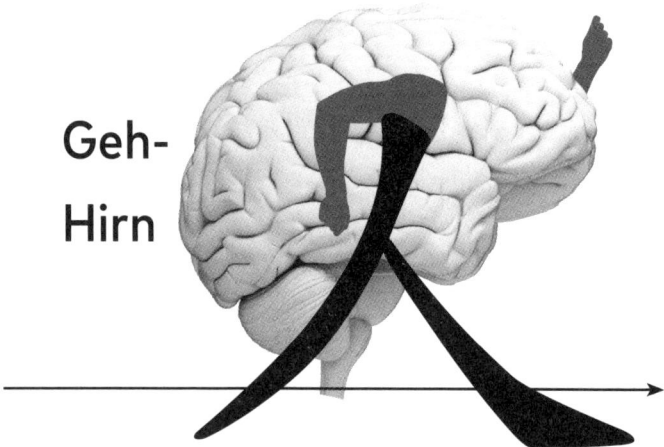

Abb. 13: Geh-Hirn – das chinesische Schriftzeichen für «Mensch» zeigt einen gehenden Menschen; es wird so ähnlich betont wie «renn».

das Amyloid in harmlose Bruchstücke zerschneiden. Irisin steigert die Beweglichkeit der Nervenzellen und ihrer Endigungen (synaptische Plastizität) und damit die geistige Leistungsfähigkeit. Wer nur langsam geht, trägt ein höheres Risiko. Mangelt es an eigener Disziplin, so können normative Kräfte durch den Faktor Hund geschaffen werden. Hundebesitzer gehen nachweislich weiter, sind körperlich leistungsfähiger und leichter, verbringen mehr Zeit an der frischen Luft, verhalten sich insgesamt gesundheitlich besser, werden mit gesünderem Schlaf belohnt und haben mehr Sozialkontakte als hundelose Existenzen.

Risikoabschätzung. Bereits im mittleren Lebensalter kann man sein persönliches Demenzrisiko anhand einfacher körperlicher Eigenschaften ungefähr bestimmen (Tab. 11). Bei einer Gesamtpunktzahl bis 5 liegt das Risiko, nach 20 Jahren an einer Demenz zu leiden, bei 1 Prozent; zwischen 6 und 7 Punkten bei 2 Prozent; 8 bis 9 Punkte bei 4 Prozent; 10 bis 11 Punkte bei 8 Prozent; und darüber bei 16 Prozent. Dies bestätigt erwartungsgemäß die Bedeutung der bisher erwähnten Risikofakto-

Risikomerkmale		Punktzahl
Alter	unter 47 Jahre	0
	47 bis 53 Jahre	3
	über 53 Jahre	4
Geschlecht	Mann	1
	Frau	0
Schule und Ausbildung	mehr als 9 Jahre	0
	7 bis 9 Jahre	2
	weniger als 7 Jahre	3
Blutdruck	unter 140 mmHg	0
	über 140 mmHG	2
Cholesterin	weniger als 6,5 mmol/l	0
	mehr als 6,5 mmol/l	1
BMI	normal	0
	über 30 (übergewichtig)	2
körperlich aktiv	ja	0
	nein	1
SUMME		

Tab. 11: Die Risikoschätzung aus dem mittleren Lebensalter; das Demenzrisiko nach 20 Jahren

ren, die bereits im mittleren Lebensalter erhoben werden. Diese Ergebnisse beruhen auf den Daten aus einer Längsschnittstudie, in der die Teilnehmer über viele Jahre im Verlauf beobachtet wurden. Für eine Risikoabschätzung im höheren Lebensalter stellen sich die Faktoren etwas anders dar.

Umwelt und Soziales. Eine Reihe sich verändernder Umwelteigenschaften kann einen bedeutsamen Einfluss auf das Demenzrisiko ausüben und verdient Beachtung gerade in einer industriellen Epoche mit messbaren und zügigen Veränderungen. In früheren Zeiten haben Schwermetallvergiftungen in umschriebenen Regionen zu schweren Hirnerkrankungen geführt. Heute stehen Dieselabgase, Feinstaub, Stickoxid und Mikroplastik im Verdacht, Entzündungsprozesse hervorzurufen, die geistige Leistungsfähigkeit zu beeinträchtigen und letztlich eine Demenz zu begünstigen.

Soziale Isolation – vor allem die gefühlte Einsamkeit – steigert das Demenzrisiko. So gibt es einen statistischen Zusammenhang mit dem Alleinleben (unverheiratet, geschieden, verwitwet), einer frühen Berentung und einer geringen Zahl von Bekannten (nicht Verwandten). Wer Kontakte pflegt, produziert auch Nervenwachstumsfaktor (BDNF). Wer einen dementen Angehörigen allein pflegt und ansonsten weitgehend isoliert ist, läuft Gefahr, einen dauerhaften Stresszustand zu entwickeln, der dann auch in eine Demenz führt. Die Grenze ist dann erreicht, wenn der Nachtschlaf und Regeneration durch Dauerstress und Tag-Nacht-Umkehr des Patienten nicht mehr gewährleistet sind. Spätestens dann muss der demente Angehörige meist unter Zeitdruck und schwierigen Bedingungen in eine Pflegeeinrichtung.

Schlaf. Das Gehirn arbeitet auch nachts mit voller Intensität. Dies zeigt sich unter anderem am anhaltend hohen Energieverbrauch. In genau orchestrierten Schlafphasen werden Informationen von tiefer gelegenen Hirnstrukturen wiederholt an die Hirnrinde gespielt und wieder zurück. Dabei wird weniger Wichtiges aussortiert und Wichtiges fest in Nervennetzwerken verankert. Es wird intensiv gelernt. Im Lauf der Nacht regenerieren sich die aktivierenden Botenstoffe (z.B Azetylcholin). Neu ist die Erkenntnis, dass während der Tiefschlafphasen vermehrt Nervenwasser in das Hirngewebe übertritt und dort Eiweißablagerungen wegspülen kann (gliales Lymphsystem, glymphatisches System).

Im Alter sind die Tag-Nacht-Schwankungen der schlafregulierenden Neurotransmitter (z.B. Melatonin) weniger ausgeprägt; dies kann zu einer verminderten Schlafdauer und subjektiv schlechterem Schlaf beitragen. Schlechter Schlaf im mittleren und höheren Lebensalter ist ein Risikofaktor für die Entwicklung einer Demenz; bei bereits vorhandenen Defiziten kann gestörter Schlaf die Leistungsfähigkeit weiter beeinträchtigen. Besonders nachteilig ist die längerfristige Einnahme sogenannter Schlafmittel, die den richtigen Schlaf und damit Lernen und Regeneration verhindern.

Bezeichnung	Merkmale	Bedeutung
Schlafapnoe	starkes Schnarchen und Atempausen im Schlaf	Risikofaktor für eine Leistungsverschlechterung vor und in einer Demenz; behandlungsbedürftig
REM-Schlaf-Verhaltensstörung	Ausagieren der Träume auch im Vorfeld einer Parkinson-Erkrankung oder DLB	meist gut zu beeinflussen; ggf. Angehörige schützen
Hypersomnie	vermehrtes Schlafbedürfnis durch Erschöpfung, häufig schon vor der Entwicklung einer Demenz	im Vorfeld nicht immer leicht von einer atypischen Depression zu unterscheiden
Tag-Nacht-Umkehr	häufige Veränderungen der zirkadianen Rhythmik	möglicherweise durch tagesstrukturierende Maßnahmen zu verbessern

Tab. 12: Spezifische Schlafstörungen im Zusammenhang mit Demenzerkrankungen

Schlafstörungen. Die Schlafapnoe, ein Ringen um Luft mit Schnarchen und Atempausen, führt zu einem nächtlichen Sauerstoffmangel und leistet Entzündungsprozessen, neurodegenerativen und Gefäßveränderungen Vorschub (die besondere REM-Schlafstörung wird im Abschnitt Demenz mit Lewy-Körperchen erwähnt, und die fatale familiäre Insomnie gehört zu den Prionosen).

Bei ansonsten Gesunden ist Schlafhygiene der zuverlässigste Weg zurück zu einem geregelten und erholsamen Schlaf (sehr verkürzt gesagt: Das Bett ist nur zum Schlafen da). Im Alter kann ein zuverlässiges Ritual zum Erfolg und zur Stabilisierung des Tag-Nacht-Rhythmus verhelfen: Spaziergang, ruhiges Ausklingen des Tages, eher spät und ganz müde zu Bett – und das möglichst immer zur gleichen Zeit und nach dem gleichen Muster. Bei dementen Menschen mit gestörtem Tag-Nacht-Rhythmus können derart regelmäßige Abläufe auch zu einer Besserung führen, garantiert ist dies jedoch nicht. Von Schlafmitteln ist dringend abzuraten – es sei denn, der Betroffene ist bereits von Schlafmitteln abhängig. Beruhigende Antidepressiva oder

Neuroleptika können Teilerfolge bescheren. Ein absolut zuverlässiges Mittel gibt es nicht. Wird der Schlaf pflegender Angehöriger beeinträchtigt, ist häufig die Grenze der Belastbarkeit
erreicht, sodass eine häusliche Pflege nicht länger fortgesetzt
werden kann.

5. Behandlung (Therapie)

Pflegende Angehörige

Sie tauchen in diesem Abschnitt auf, weil ihr Umgang mit den
Patienten entscheidend für den Verlauf sein kann und weil pflegende Angehörige selbst einem erhöhten Risiko ausgesetzt sind,
dement zu werden. Was auf pflegende Angehörige zukommen
kann, besagt bereits der Begriff «Demenz»: Die Leistungsminderung schränkt die Alltagsbewältigung ein, und es können noch
andere Probleme hinzutreten. Die Pflegenden leisten also im
Bedarfsfall Unterstützung bei Aufstehen, Hygiene, Anziehen,
Essen und Trinken, Medikamenteneinnahme, Saubermachen,
Transport, Einkaufen, Arztbesuchen, Bank- und Rechtsgeschäf-
ten, Organisationsaufgaben aller Art sowie bei der Kunst, Patienten anzuregen, ohne sie und sich aufzuregen.

Im günstigen Fall läuft alles ruhig und friedlich ab, der Patient ist lammfromm und sichtlich dankbar. Ebenso ist die An-
erkennung anderer spürbar. Im ungünstigen Fall wissen Angehörige und andere alles besser, denn beim Kaffeekränzchen
brilliert der Betroffene mit geistreichen Einwürfen und benimmt
sich ganz vorzüglich. Niemand macht sich ein Bild davon, wie
es davor und danach zuhause zugeht, wenn angenehme Anregung und gebotener Anstand wegfallen.

Die Mehrzahl der Pflegenden sind Frauen, und zwar wiederum wegen der höheren Lebenserwartung; Männer sind oft
schon verstorben, ehe sie überhaupt in die Situation kämen,
eine demenzkranke Ehefrau zu pflegen. Meist sind die Pflegenden auch nicht mehr jung und grenzenlos belastbar. Sind sie

jung und scheinbar hoch belastbar, so ist die soziale Situation oft noch prekärer. Denn dies bedeutet im Fall einer frühen Demenz des Lebenspartners, dass die gesamte gemeinsame Lebensplanung in sich zusammenfällt, die Wohnung abbezahlt werden muss, der Partner oder wesentlich häufiger die Partnerin sich um die Kinder kümmern wollte und die eigene berufliche Karriere zurückgestellt hatte. In fast jedem Fall bedeutet die Demenzerkrankung eines Angehörigen hohen physischen und emotionalen Stress schon durch den Wegfall eines zuverlässigen Diskussionspartners, selbst wenn die emotionale Nähe lange erhalten bleiben kann.

Wichtige Hinweise auf eine drohende Überlastung sind das Gefühl, ständig mehr geben zu müssen und den Anforderungen nicht gerecht zu werden, Angst vor der Zukunft, Scham wegen der Erkrankung des Patienten, die Scheu, Angehörige und Freunde einzuladen, soziale Isolation, fehlende emotionale Unterstützung, finanzielle Sorgen, eigene gesundheitliche Probleme, keine Möglichkeit, sich um sich selbst zu kümmern und abzuschalten. Es ist sehr wichtig, rechtzeitig schriftliche Informationen und persönlichen Rat einzuholen (Alzheimer-Gesellschaften; siehe Adressenliste). Sehr wichtig ist auch der Kontakt zu Angehörigengruppen, wenngleich oft gar nicht mehr die Zeit zur Verfügung steht, regelmäßig dort hinzugehen und aktiv teilzunehmen. Der telefonische Kontakt zu anderen Angehörigen, die man dort kennengelernt hat, ist ein Rettungsring, wenn man selbst das Haus kaum mehr verlassen kann.

In der Familie und bei Freunden trennt sich hier die Spreu vom Weizen – wobei man nicht nachtragend sein sollte, da viele Menschen einfach nicht wissen, wie sie mit der Situation umgehen sollen. Tiefer gehen die Vorhaltungen der Besserwisser, die man nicht einfach abbürsten kann, wenn sie einem Versagen vorwerfen und anlässlich einer Stippvisite demonstrieren, wie geschickt man doch mit dem dementen Ehepartner umgehen kann.

Dringend empfohlene, vorbeugende Schutzmaßnahmen sind:

1. guter Kontakt zum richtigen Hausarzt oder gegebenenfalls
   zum Nervenarzt, jedenfalls zu einer Praxis, die mit den örtlichen Verhältnissen gut vertraut und gut vernetzt ist;
2. frühzeitig Informationen von der Alzheimer-Gesellschaft an-
   fordern;
3. Kontakt zu regionalen Beratungsangeboten und Sozialpäda-
   gogen aufnehmen;
4. Alzheimer-Angehörigengruppen aufsuchen, solange und so-
   oft es möglich ist;
5. so früh wie irgend möglich Einrichtungen besichtigen, die für
   eine Kurzzeitpflege im Notfall oder als Pflegeheim auf längere Sicht in Betracht kommen könnten; ideal wäre die gemeinsame einvernehmliche Entscheidungsfindung mit dem
   Patienten und anderen Angehörigen.

Realismus: Es entlastet enorm, wenn man den Problemen rechtzeitig ins Auge sieht.

Wünschenswert wäre eine psychotherapeutische Unterstützung zur Vermeidung eigener psychischer Krisen, die aber aus
zeitlichen und finanziellen Gründen nur wenige Privilegierte
wahrnehmen können. Hier kann sich das Angebot jedoch in
Zeiten der Digitalisierung verbessern. Viele, die mit dem Rücken
zur Wand stehen und depressiv werden, haben nur wenig Zeit;
damit kommen vor allem antidepressive Medikamente in Betracht – die glücklicherweise oft effektiver sind als psychotherapeutische Gespräche, zu denen viele Angehörige gar nicht bereit
sind. Sie machen auch nicht abhängig.

Egoismus: Wenn die Pflege schwierig wird und sich zunehmend das Gefühl einstellt, dass es zuhause nicht mehr zu bewältigen ist, gilt das Lufthansa-Prinzip: Im Falle eines Druckverlus-
tes müssen die Erwachsenen erst selbst die Sauerstoffmasken
anlegen, um dann mitreisenden Kindern helfen zu können. Gerade weil der Patient auf den pflegenden Angehörigen angewiesen ist, darf das nicht bedeuten – auch nicht nach religiösen
Auffassungen –, dass der Partner sich opfern muss. Hauptleid-
tragender wäre wieder der Patient.

Folgendes ist ebenso leicht gesagt wie wichtig und schwierig:

Empfohlen / dringend empfohlen:
- Nicht aufregen, sondern anregen
- Geduld (auch wenn es schwerfällt!)
- Sich langsam und deutlich ausdrücken
- Auf Körpersprache und Lautstärke achten
- Patienten in praktische Tätigkeiten einbeziehen
- Geregelter Tagesablauf mit freundlicher Routine
- Nicht «nein», sondern «ja, gut, dann machen wir das so …, ja genau …, prima!»
- Anschuldigungen tunlichst überhören (nicht persönlich nehmen, auch wenn es wehtut)

Verboten:
- Nein!
- Nicht so!
- Falsch!
- Aber …!
- Ich sage dir das jetzt noch mal!
- Das hatte ich dir doch schon so oft gesagt!
- Von Satz zu Satz lauter (und vorwurfsvoller und aggressiver) werden
- In fünf Minuten gehen wir. Morgen fahren wir nach … (erst ansprechen, wenn es unmittelbar so weit ist. Es ist dumm, jemanden, der schon in der Gegenwart überfordert ist und sich zeitlich nicht orientieren kann, auch noch mit Zukunftsfragen vollends zu verwirren).
- In eine aggressive Auseinandersetzung gehen und sich in die Ecke drängen lassen. Stattdessen lieber frühzeitig fluchtartig die Wohnung verlassen und überleben – dann ist der Patient hinterher nicht allein.

Alltagsbewältigung und -training

Die «Ergotherapie» sollte am besten im Haushalt, beim Einkaufen, im Garten und nicht allein speziell beim Ergotherapeuten durchgeführt werden. Das heißt auch, die spezialisierte Ergotherapie kann eine wichtige Ergänzung darstellen, ist aber niemals imstande zu ersetzen, was in der anderen Zeit zuhause praktiziert wird. Tagtägliches lockeres Training ohne Stress und ohne abgehobene Aufgabenstellung wäre ideal. Sowohl manuelle Geschicklichkeit als auch die körperliche Leistungsfähigkeit können erstaunlich lange erhalten bleiben und sollten auch gefördert werden. Hausarbeit, Einkaufen, Spazierengehen, den Hund ausführen, «Waldbaden», all das ist wünschenswert und wichtig, sollte aber, selbst bei ausreichender Selbstsicherheit und Routine, ab einer mittelschweren Demenz mit räumlichen Orientierungsstörungen nicht mehr allein versucht werden. Bei weiten Wanderungen ist insbesondere auf Flüssigkeitshaushalt und Nahrungsaufnahme zu achten, da Durst- und Hungergefühl verloren gehen können. Auch bei gemeinsamen längeren Ausflügen sollten für den Fall eines plötzlichen Leistungseinbruchs im Vorfeld kurze und zuverlässige Rettungswege eingeplant werden. Patienten und Angehörige sollten immer ein Mobiltelefon bei sich tragen!

Die Devise bleibt über alle Phasen der Erkrankung: «Aktivieren, ohne zu stressen». Es genügt schon, wenn sich der Betroffene durch die Erkrankung gedemütigt fühlt. Ehepartner, gute Freunde und professionelle Trainer aller Art müssen nicht noch dazu betragen. Gehirnjogging ist das Dümmste und Beschämendste, was man einem Menschen, der an einer Demenz leidet, zumuten kann – es sei denn, der Patient hat seine wahre Freude daran. Ebenso vermessen sind die analytischen Ambitionen, bei manifester Demenz traumatische Kindheitserinnerungen aufdecken und verbal aufarbeiten zu wollen.

Viele – aber nicht alle – Patienten haben ihre sichtliche Freude an Gruppenaktivitäten nach dem olympischen Prinzip «Dabei sein ist alles». Dabei kommt es auf die Zusammensetzung der Gruppe an und vor allem auf Ausstrahlung und Einfühlungsvermögen der Leitung. Ob die speziellen Aktivitäten dabei als kognitive Stimulation, kognitives Training, Realitäts-Orientierungs-Training (ROT), autobiographische Reminiszenztherapie oder dergleichen deklariert werden, ist nahezu sekundär. Tanzveranstaltungen können manche Männer jedoch sehr erschrecken und geradezu in den sozialen Rückzug scheuchen, wäh-

Intervention	Beispiele	Stadium v. a.
psychologisch	Verhaltenstherapie	1–2
	Gedächtnistraining	1–2
	Ergotherapie	1–2
	Kunst (betrachten und ausführen)	1–2
	Musik (hören und ausführen)	1–3
	«Skills-Training», Übung von praktischen Fertigkeiten	2–3
	Reminiszenztherapie	2–3
	Validierung	2–3
	Realitätsorientierung (Zeit, Ort)	2–3
	Aufmerksamkeitsstimulation	2–3
körperlich	körperliches Training, Ausdauer	1–3
	Gleichgewicht, Koordination, Tanz, Tai-Chi	1–3
	Gartentherapie	1–3
	Massage	2–3
Pflege	Aromatherapie	2–3
	Lichtregie	2–3
	multisensorische Stimulation *(snoezelen)*	2–3
andere	tiergestützte Behandlung	1–3

Tab. 13: Unterstützung von Patienten und pflegenden Angehörigen durch psychologische, körperliche und andere Ansätze

rend Musik und Musiktherapie von beiden Geschlechtern meist gerne wahrgenommen werden. Auch der Musikgeschmack ist sehr divers. Es gibt keinerlei Klänge mit garantiert harmoniestiftender Wirkung, aber man kann in jeder Gruppe nach dem kleinsten gemeinsamen Klang suchen.

Die Reminiszenztherapie greift die Erinnerungen des Patienten auf, seine Aufzeichnungen, Fotos, Lieblingsmusik, um ihm die eigene Geschichte wieder nahezubringen und seine Identität zu stärken. Validation macht den Versuch, sich in die Perspektive des Patienten zu versetzen, um ihn damit besser zu verstehen; sie kann nicht nur Stimmung und Verhalten des Patienten verbessern, sondern auch das Verständnis des Beobachters fördern. Multisensorische Stimulation (z. B. *snoezelen*, niederländisch, zusammengesetzt aus *snuffelen* = kuscheln und *doe-*

zelen = dösen) ist der Versuch, über angenehme und deutliche visuelle, akustische, gustatorische und andere Reize die Wahrnehmung und Aufmerksamkeit zu fördern.

Eine Darstellung der vielfältigen, individuell sehr unterschiedlichen Pflegeprobleme werde ich hier nicht versuchen. Entscheidend bleiben die Atmosphäre in einer angenehmen Gruppe und eine ansteckend freundliche Anleitung, fast egal, welche Theorie dahintersteckt und wie sich die Veranstaltung nennt. Es muss passen.

Ursachenbehandlung

Einerseits behaupten böswillige Defätisten, es gebe noch gar keine Therapie für die Demenz, und andererseits verkünden schamlose Scharlatane mit einer ungeheuerlichen Dreistigkeit, Demenz und Alzheimer seien mit einer Spezialdiät und ein paar schlauen Tricks jetzt schon zu vermeiden und zu heilen. Beides zeugt von Unverstand.

Eine ganze Reihe von sekundären Demenzen infolge somatischer und zerebraler Erkrankungen lassen sich längst so erfolgreich verhindern, dass man die Grunderkrankungen gar nicht mehr in Zusammenhang mit einer Demenz bringt. Das gilt für ernährungsbedingte, traumatische, hormonelle, maligne und viele andere Krankheiten, die heute in einer Weise behoben oder kontrolliert werden können, dass das Gehirn gar keiner wesentlichen Gefahr mehr ausgesetzt wird. Ein Thiamin-Mangel kann beseitigt werden, viele Entzündungen und Infektionen werden erkannt und behandelt. Große Fortschritte wurden in der Therapie der HIV-Infektion erzielt, sodass die Entstehung einer AIDS-Enzephalitis in vielen Fällen verhindert werden kann. Die rechtzeitige Diagnose der Herpes-Enzephalitis und die Behandlung mit Acyclovir verhindern irreversible Hirnschäden. Wirksame Antibiotika werden für so selbstverständlich gehalten, dass überhaupt nicht mehr gewürdigt wird, wie drastisch Krankheitslast (Morbidität) und Sterblichkeit (Letalität) damit abgesenkt werden. Auch die technischen Fortschritte in der Behandlung von Normaldruckhydrozephalus, Subduralhämatomen und Hirntumoren werden gar nicht mehr als kausale Behandlung dementieller Erkrankungen aufgefasst.

Sekundärprophylaxe: weitere Komplikationen verhindern. Auch ein alter Mensch mit einer Demenz ist noch nicht am Ende. Es lohnt sich also immer noch, Risikofaktoren zu überprüfen und deren Behandlung zu optimieren. Mitunter werden Herz-Kreislauf-Erkrankungen, entzündliche Erkrankungen, eine Schlafapnoe und vieles andere erst jetzt entdeckt.

Jetzt ist auch die Zeit, den nächsten Krankenhausaufenthalt zu vermeiden durch Mobilisierung, frühzeitige Flüssigkeitsbilanzierung, geeignete Antibiotikabehandlung und Sturzprophylaxe. Das häusliche Übungsgelände soll eine optimale Beleuchtung, rutschfeste Bodenbeläge, gegebenenfalls Sicherheitssperren an Balkon-, Terrassen- und Haustüren, sichere Herde und Boiler, brauchbare Handläufe, einen vernünftigen Gartenzaun usw. aufweisen.

Alzheimer-Krankheit. Derzeit befinden sich über 100 Medikamente, teilweise mit ganz neuen Ansätzen in Erprobung. Die Mehrzahl dieser Substanzen zielt auf eine Verlangsamung des neurodegenerativen Prozesses. Derartige Versuche machen besonders viel Sinn, wenn sie möglichst früh im Verlauf der Erkrankung eingesetzt werden. Daher werden bevorzugt Patienten mit eindeutiger Krankheitsdiagnose mithilfe der Biomarker (z.B. Amyloid und Tau im Liquor), aber noch vor Entwicklung einer ausgeprägten Demenz, in die Studien aufgenommen. Damit lässt sich zum einen beobachten, ob die Messwerte dieser Biomarker sich bessern oder zumindest langsamer verschlechtern, und zum anderen, ob das Entstehen einer Demenz verzögert und abgemildert werden kann.

Da Amyloid und Tau als charakteristische Merkmale der Alzheimer-Krankheit identifiziert wurden, ist es nur logisch zu untersuchen, ob es sich dabei auch um wesentliche Faktoren handelt, die zum Fortschreiten der Krankheit beitragen. Wenn es also gelingen würde, die Entstehung von Amyloid oder Tau zu verhindern oder vorhandenes Amyloid und Tau abzufangen, so

Ziel (Target)	Prinzip	Intervention (Auswahl)
Amyloid	Entstehung verhindern	alpha-Sekretase-Modulation beta-Sekretase-Hemmung gamma-Sekretase-Hemmung
	Ablagerung verhindern	Aggregationshemmer Chelatbildner (Fe, Cu, Zn)
	Entfernen	aktive Immunisierung mit Amyloid passive Immunisierung mit Anti-körpern Gabe von Immunglobulinen
Tau	Entstehung verhindern	GSK-3-Inhibition z. B. mit Lithium
	Ablagerung verhindern	Methylenblau
	Entfernen	aktive Immunisierung passive Immunisierung
Entzündungs-prozesse	Entzündungshemmung	Antirheumatika (NSAIDs) passive Immunisierung gegen Entzündungsfaktoren Antibiotika z. B. gegen Porphyro-monas gingivalis
Neuro-degeneration	Neuroprotektion	Mikrotubuli-Stabilisierung Verbesserung der Insulinwirkung Nervenwachstumsfaktor
	andere	Stammzellbehandlung

Tab. 14: Einige innovative, kausale Ansätze, den Verlauf der Alzheimer-Krankheit zu beeinflussen (disease modifying treatment, DMT)

wäre das ein starkes Indiz für deren pathogene, krankmachende Rolle, falls damit auch das Fortschreiten der Erkrankung aufzuhalten wäre. Bisher ist dieser Beweis immer noch nicht eindeutig erbracht.

Es gibt Versuche, die Enzyme (Sekretasen) zu blockieren, welche das Amyloid aus dem Amyloid-Vorläuferprotein (Amyloid-Precursor-Protein, APP) herausschneiden. Dies ist allerdings ein tiefer Eingriff in die Zelldifferenzierung, der zu unterschiedlichsten Nebenwirkungen führen kann. Noch intensiver waren die Bemühungen, Amyloid durch eine passive Immunisierung, also durch die Gabe von spezifischen, gezielt wirksamen (monoklonalen) Antikörpern, unschädlich zu machen. Auch aktive Impfstrategien wurden erprobt. Vereinfacht gesagt wurde dabei durch die Verabreichung von etwas verändertem Amyloid der Körper gegen sein eigenes Amyloid allergisiert. Ähnliche Impfstrategien werden auch gegen Tau untersucht (Tab. 14).

Mehr als 200 solcher innovativer Therapiestudien blieben bisher ohne überzeugenden Erfolg. Dies beweist noch nicht, dass die Grundgedanken grundfalsch wären. Möglicherweise wurde mit den Behandlungsversuchen zu spät begonnen, zu tief in den Zellstoffwechsel eingegriffen, es wurden die falschen Messungen durchgeführt, oder es gelang mit den Substanzen nicht gut genug, die Blut-Hirn-Schranke zu überwinden.

Daneben laufen zahlreiche Bemühungen, bereits vorhandene Medikamente für neue Zwecke einzusetzen (Repurposing). Vorteile dieser Vorgehensweise sind einerseits die bereits gut bekannten Wirkmechanismen und andererseits die lang bekannten Nebenwirkungen, auf die geachtet werden muss. Untersucht wird unter anderem Atorvastatin, ein fettsenkendes Medikament (Statin), das auch entzündungshemmend wirkt und durch die Reduktion vaskulärer Risiken die geistige Leistungsfähigkeit schützen könnte. Guanfacin und Methylphenidat, die auch beim Aufmerksamkeits-Defizit-Hyperaktivitäts-Syndrom untersucht wurden, sind möglicherweise auch geeignet, die geistige Leistungsfähigkeit dementer Patienten durch eine stimulierende Wirkung zu fördern (Cognitive Enhancement). Levetiracetam, ein Mittel gegen epileptische Anfälle, könnte die Übererregung von Nervenzellgruppen bei neurodegenerativen Erkrankungen dämpfen, die Nervenzellsprossung (synaptische Plastizität) verbessern und dadurch das System schützen (Neuroprotektion). Metformin, ein Antidiabetikum, verbessert grundsätzlich die Wirksamkeit von Insulin und kann damit möglicherweise auch den beeinträchtigten Glukose- und Energiestoffwechsel der Nervenzellen bei der Alzheimer-Krankheit wieder steigern. Nichtsteroidale Entzündungshemmer (NSAIDs), die z. B. in der Rheumabehandlung eingesetzt werden, können sich auch in der Behandlung entzündlicher Prozesse bei der Alzheimer-Krankheit als nützlich erweisen. Bestimmte Antibiotika können möglicherweise gegen Porphyromonas gingivalis bis hinunter zur krankhaft veränderten Darmflora günstige Effekte entfalten.

Für die Patienten selbst haben sich jedoch hinsichtlich einer wirksamen medikamentösen Behandlung bereits vorhandener Defizite in den letzten 25 Jahren so wenig praktische Fortschritte ergeben, dass inzwischen auch Holunder, Curcumin mit Yoga oder obskure chinesische Rezepturen einer systematischen wissenschaftlichen Prüfung unterzogen werden.

Symptombehandlung I: Antidementiva

Die Behandlung von Symptomen, also der Beschwerden, unter denen die Betroffenen tatsächlich leiden, wird von vielen, die mit den Problemen nicht vertraut sind, gering geschätzt. Diese Haltung ist grundsätzlich falsch. Auch wenn hier die Ursachenbehandlung vorangestellt war, bleibt es letztlich von entscheidender Bedeutung, die Beschwerden zu lindern und nicht nur mit wissenschaftlichem Ehrgeiz an den vermuteten Ursachen herumzuwerkeln, ohne Patienten spürbar zu helfen. Der Nachweis für die Wirksamkeit dieser Medikamente gelang Ende des letzten Jahrhunderts. Seither hat sich wissenschaftlich sehr viel getan, aber es wurden bisher noch keine besser wirksamen Medikamente entwickelt.

Antidementiva sind Mittel gegen die Symptome einer Demenz, also Medikamente zur Verbesserung der beeinträchtigten geistigen Leistungsfähigkeit und Alltagsbewältigung. Es gab verschiedentlich Versuche, diese Substanzen auch bei nicht dementen Personen einzusetzen (Studenten). Sie blieben ohne nennenswerten Erfolg und bleiben von ausschließlich wissenschaftlichem Interesse.

Zwei Arten von Medikamenten mit symptomatischer Wirksamkeit stehen heute im Prinzip zur Verfügung: Cholinesterase-Hemmer und Memantin.

Cholinesterase-Hemmer. Der Botenstoff Azetylcholin wurde schon an verschiedenen Stellen erwähnt. Es handelt sich um den Neurotransmitter, der für Wachheit, Aufmerksamkeit und Ordnung im Nervensystem sorgt. Man findet Azetylcholin an den Schaltstellen vom Nerv zum Muskel, aber auch an den Schalt-

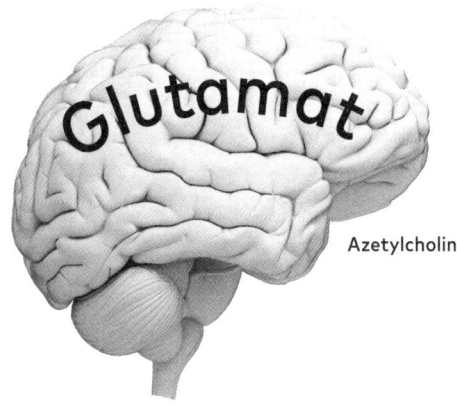

Abb. 14: Das menschliche Gehirn versucht ein Leben lang, ein Übergewicht des erregenden Neurotransmitters Glutamat zu kontrollieren und mit einer gerade ausreichenden Menge von Azetylcholin zurechtzukommen. Dieses Ungleichgewicht verschiebt sich bei einer Alzheimer-, Parkinson-, Lewy-Körperchen-Demenz und anderen Demenzformen weiter zuungunsten von Azetylcholin. Die Behandlung mit Cholinesterase-Hemmern und Memantin kann dieses zunehmende Ungleichgewicht günstig beeinflussen.

stellen (Synapsen) zwischen Nervenzellen in Rückenmark, Hirnstamm und Großhirn. Es gibt keine Langzeitspeicher für Azetylcholin. Der Botenstoff wird im Bedarfsfall mit erheblichem Energieaufwand in kleinen Nervenzellgruppen im basalen Vorderhirn (z. B. im Nukleus basalis Meynert) hergestellt, zur schnellen Reizübermittlung in den synaptischen Spalt freigesetzt und sofort wieder abgebaut, nachdem er seine Wirkung an der nachgeschalteten Nervenzelle entfaltet hat. Dies ist ein sehr schneller, bei Bedarf ständig wiederholter Prozess. Falls Azetylcholin nicht sehr schnell wieder abgebaut wird, führt dies zu einer Übererregung. Die körpereigenen Wirkstoffe (Enzyme) zum Abbau von Azetylcholin heißen (Azetyl-)Cholinesterasen. Wird dieser Abbau durch Cholinesterase-Hemmer total blockiert, tritt die erwähnte Übererregung mit nachfolgender Lähmung ein. Die Kunst besteht also in der richtigen Dosierung.

Das körpereigene, eingespielte Gleichgewicht von Azetylcholin-Freisetzung und raschem Abbau durch die Cholinesterasen bleibt so lange aufrechterhalten, wie genügend Azetylcholin hergestellt werden kann. Werden die umschriebenen Kerngebiete im basalen Vorderhirn jedoch durch Alzheimer- und Parkinson-Veränderungen oder Durchblutungsstörungen geschädigt, so kann nur noch sehr wenig Azetylcholin produziert werden, während der Abbau auf vollen Touren weiterläuft. Insofern geht es bei der Behandlung mit Cholinesterase-Hemmern im Wesentlichen darum, ein ehemals vorhandenes Gleichgewicht wiederherzustellen.

Cholinesterase-Hemmer können dann zum Vorteil der Patienten angewandt werden, wenn keine schwerwiegenden Gründe dagegensprechen (Kontraindikationen). Solche Gründe sind langsamer Puls (unter 60 pro Minute), höhergradige Reizleitungsstörungen am Herzen (AV-Block), Asthma (chronisch obstruktive Atemwegserkrankung) oder ein Magengeschwür (Ulkus). Bei diesen Patienten wäre der Einsatz zu gefährlich, da es zu schweren Herzrhythmusstörungen kommen kann, zu erheblicher Atemnot und zu Magenblutungen. Diese Medikamente dürfen also niemals ohne Rücksprache mit Arzt oder Apotheker verwendet werden.

Bei Einnahme der Cholinesterase-Hemmer kann es in den ersten Tagen als Nebenwirkung zu Appetitlosigkeit, Schwindel, Kopfschmerzen, Übelkeit und Erbrechen kommen, die sich meist nach einer Woche zurückbilden, wenn sich der Körper an die Medikamente gewöhnt hat. Der Puls sollte zuverlässig über 60 pro Minute liegen. Besondere Vorsicht ist bei gleichzeitiger Einnahme sogenannter Betablocker geboten, die ebenfalls den Puls verlangsamen.

Die Wirkung ist bei einem besonders ausgeprägten Azetylcholin-Mangel am besten, also bei einer ziemlich reinen Alzheimer-Demenz oder noch besser bei einer Demenz mit Lewy-Körperchen. Zwischen den drei verfügbaren Substanzen Donepezil, Galantamin und Rivastigmin besteht kein nennenswerter Unterschied in der Wirksamkeit. Die Nebenwirkungen unterscheiden sich allerdings drastisch. Rivastigmin ist in Kapselform kaum zumutbar, da der Wirkspiegel im Verlauf eines

Tages mehrfach stark schwankt und damit immer wieder Übelkeit und Schwindel hervorruft. Stattdessen steht ein Pflaster zur Verfügung, aus dem der Wirkstoff Rivastigmin nur langsam freigesetzt wird. Das Pflaster muss täglich gewechselt werden. Einer der häufigsten Fehler besteht darin, das Pflaster vom Vortag – in dem noch die halbe Wirkstoffmenge enthalten ist – nach dem Duschen nicht abzunehmen, wenn das neue Pflaster aufgeklebt wird. Die verantwortlichen Behörden haben es bis heute nicht fertiggebracht, das Pflaster auch für die Behandlung von Patienten mit einer Demenz bei Parkinson-Krankheit zuzulassen, sodass die Betroffenen weiter mit Kapseln abgespeist werden.

Memantin. Diese Substanz hat einen vollkommen anderen Wirkmechanismus und bremst die Übererregung durch den Botenstoff Glutamat. Um die Leistung der am stärksten angegriffenen Funktionsbereiche aufrechtzuerhalten, entsteht nachweislich im Hippokampus, aber auch in anderen Regionen eine Überaktivität der noch vorhandenen Nervenzellen, die durch Glutamat vermittelt wird und der Funktion auf Dauer weiteren Schaden zufügt.

Memantin verdrängt Glutamat teilweise von den Andockstellen (Rezeptoren) auf der Nervenzelloberfläche. Dadurch wird der Signaltransfer auf ein vernünftiges Maß herunterreguliert. Memantin ist im Allgemeinen gut verträglich. Einschränkungen bestehen lediglich bei einer ausgeprägten Störung der Nierenfunktion (Niereninsuffizienz).

Eine Kombination von Memantin und ChE-I kann versucht werden, da sich die Wirkprinzipien gut ergänzen. Eine Kombination von unterschiedlichen Cholinesterase-Hemmern hingegen ist keinesfalls sinnvoll und führt zu unangenehmen Überdosierungserscheinungen. Es wird immer wieder berichtet, dass durch das Umsetzen von einem Cholinesterase-Hemmer zu einem anderen eine Symptombesserung eingetreten sei. Das ist wissenschaftlich nicht erklärbar.

Die Zulassungsstudien wurden nach den Regeln der Kunst so durchgeführt, dass weder Patienten noch Behandler wussten, ob das echte (Verum) oder ein Scheinmedikament (Placebo) ver-

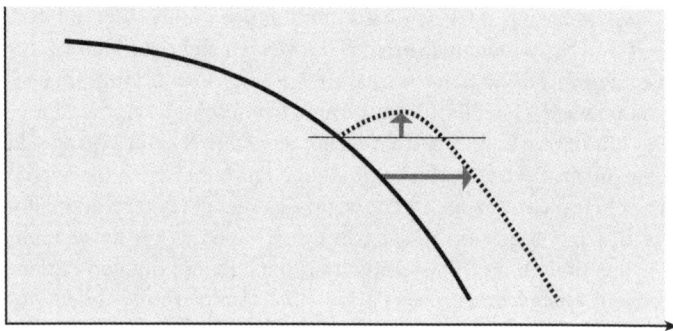

Abb. 15: Die Wirkung der Antidementiva führt zu einer Verschiebung des natürlichen Krankheitsverlaufs.

wendet wurde. Dabei konnte nachgewiesen werden, dass die Patienten, die das echte Antidementivum erhielten, die kognitive Leistungsfähigkeit und Alltagsbewältigung sichtlich länger aufrechterhalten konnten als die Patienten in der Placebo-Gruppe. Dies entspricht einer symptomatischen Parallelverschiebung des natürlichen Krankheitsverlaufs (Abb. 15). Es ist aber nicht so, dass die Ausgangsleistung dauerhaft wiederhergestellt werden kann.

Da die Studien entsprechend angelegt waren, sind die Cholinesterase-Hemmer für die leichte und mittelschwere Alzheimer-Demenz zugelassen, Memantin hingegen für die mittelschwere und schwere. Das bedeutet nicht, dass Cholinesterase-Hemmer nicht mehr wirken, wenn ein Patient zeitweise Merkmale einer schweren Demenz erfüllt, und auch nicht, dass sie wirkungslos sind, wenn ein Patient zusätzlich vaskuläre Hirnveränderungen aufweist.

Für die Wirkung der Cholinesterase-Hemmer ist wesentlich, dass ein cholinerges Defizit vorliegt und der Patient die Substanzen gut verträgt. Bleiben belastende Nebenwirkungen über längere Zeit bestehen, muss überlegt werden, ob es sinnvoll ist, das Medikament weiter einzusetzen. Auch bei den Antidementiva gilt das Cramer-Gesetz: Medikamente wirken am besten, wenn sie wirklich eingenommen werden.

Es wurde eine Reihe anderer Substanzen für die Behandlung dementieller Erkrankungen untersucht: Cerebrolysin, Hydergin, Indomethacin, Nicergolin, Nimodipin, Phosphatidylcholin (Lecithin), Piracetam, Selegelin, Vitamin E, und vieles andere. Die meisten Daten liegen für einen Ginkgo-biloba-Extrakt vor.

Symptombehandlung II:
Störungen des Erlebens und Verhaltens

Einige Patienten entwickeln im Verlauf der Erkrankung «nichtkognitive» Symptome: unterschiedlichste Störungen des Erlebens und Verhaltens (engl. *behavioral and psychological symptoms of dementia* = BPSD). Bei genauerem Hinsehen erschließt sich aber dennoch oft ein Zusammenhang mit den kognitiven Defiziten, dem Nachlassen der geistigen Leistungsfähigkeit. Entsprechend ergeben sich auch in vielen Fällen andere Möglichkeiten zu deren Behandlung als nur die Medikamente.

Das Nervensystem schützt. Ein Sinnesnerv meldet den Schmerz; ein anderer Nerv lässt die Muskeln zucken, um der Gefahr auszuweichen. Um nicht wieder in Gefahr zu geraten, hat sich das Zentralnervensystem der Wirbeltiere dahingehend entwickelt, mögliche Gefahren vorherzusehen und ihnen im Vorfeld auszuweichen. Nimmt diese vorsichtige Grundeinstellung zu, empfinden wir Angst, die allerdings mit aufmerksamer realistischer Beobachtung und logischer Überlegung meist zu bewältigen ist. Steht diese anhaltende Aufmerksamkeit nicht mehr zur Verfügung, kann es geschehen, dass ängstliche Gefühle und beängstigende Sinneseindrücke die Oberhand gewinnen und zu ängstlichem oder aggressivem Abwehrverhalten führen. Andere Betroffene ziehen sich zu Beginn einer Erkrankung zurück und leiden unter depressiver Verstimmung. Manche fangen an, Fremde vertraulich ins Gespräch zu ziehen, andere machen anzügliche und verletzende Äußerungen, werden enthemmt und impulsiv, wie z. B. bei einer frontotemporalen Demenz.

Manche stehen sichtlich unter dem Eindruck unangenehmer optischer Halluzinationen und versuchen diese Wahrnehmun-

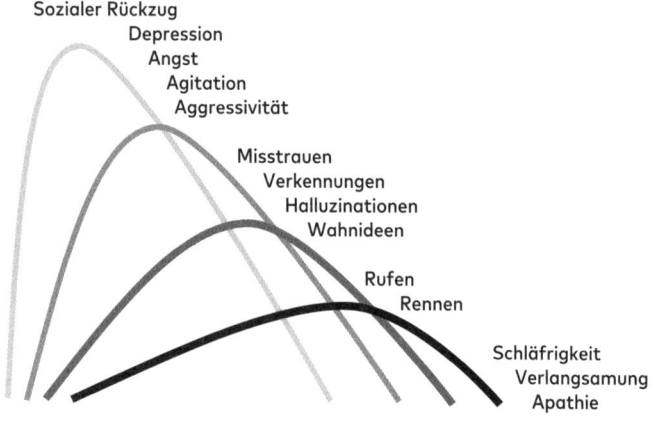

Abb. 16: Ein Teil der Patienten entwickelt im Verlauf einer Demenz Störungen des Erlebens und Verhaltens, wobei zu Beginn depressive Verstimmungszustände im Vordergrund stehen können und im späteren Verlauf Verkennungen, Halluzinationen, Überaktivität oder Erschöpfung.

gen wegzuwischen. Dies alles sind Belege für die aktive Rolle, die unser Gehirn bei der Wahrnehmung spielt. Dieses Spiel der Phantasie kann zu weit gehen, wenn ihm kein wacher Zensor ernsthaft Einhalt gebietet. Manche der so entstehenden Symptome sind für die Pflegenden weit belastender als für die Patienten selbst. Jemand, der herumräumt, ständig irgendwelche Knöpfe drückt, herumrennt und schreit, vermittelt Unruhe und vielleicht sogar Bedrohung – kann sich selbst aber damit zeitweise ganz wohl fühlen. Manche sind sichtlich aufgeregt, verzweifelt und fühlen sich allein gelassen. Andere empfinden Zuwendung als unangenehm, als aufdringliche Zumutung und wollen in Ruhe gelassen werden. Die Erschöpfung lässt manche ungeduldig, launisch und reizbar erscheinen. Brave Menschen, die sich ein Leben lang erfolgreich bemüht haben, alles richtig zu machen, entwickeln nun cholerische Züge. Unangenehme Charaktere können liebevoll und lammfromm werden. Und es ist dabei durchaus nicht so, dass Demenz endlich «das wahre Wesen» eines Menschen zutage fördert (Abb. 16).

Meistens gibt es keinen dringenden und guten Grund, Patienten mit unbegreiflicher Hochstimmung oder andere mit persönlichkeitstypischem, gemütlichem Missmut in eine andere Stimmungslage zu nötigen. Ein kleinerer Teil zeigt im mittleren Stadium einer Demenz ängstliche Angespanntheit und Aggressivität, verbunden mitunter mit dem Gefühl, bedroht oder bestohlen zu werden. Im weiteren Verlauf kann sich der Tag-Nacht-Rhythmus umkehren; die Patienten sind tagsüber kaum wach zu halten, kommen aber nachts nicht zur Ruhe. Andere unterhalten sich ganz ausgezeichnet mit Leuten, die gar nicht anwesend sind. Sie behaupten, Schwiegertochter oder Enkelin seien ihre Frau, und lassen sich auch mit Beweisfotos der längst verstorbenen Ehefrau nicht von der Wahrheit überzeugen. Derartige Verkennungen sind nicht ganz selten und müssen manchmal aktiv erfragt werden, um die Reaktion der Patienten besser zu verstehen (Abb. 17). Ein typisches Beispiel wäre der ältere Mann, der seine ältere Partnerin nicht als seine Ehefrau erkennt.

Vordringlich ist erstens die Suche nach Ursachen und Auslösern und deren Beseitigung oder Behandlung (z. B. Fernseher ausschalten, Spiegel entfernen usw.). Zweitens soll die geistige Leistungsfähigkeit verbessert werden, da dies viele Fehlwahrnehmungen und Missverständnisse ausräumen kann. Drittens ist bei ausgeprägteren Problemen oft die Verwendung von Medikamenten nicht zu vermeiden, welche die Symptome abmildern. Und viertens kann es durchaus sein, dass im akuten Notfall zu einer systematischen Abwägung und einem gestuften Vorgehen keine Zeit bleibt.

Erstens *Ursachen und Auslöser* finden und möglichst beseitigen: Häufige Ursachen einer beeinträchtigten Wahrnehmung und gestörten Verhaltens, die ein dementer Mensch aber nicht mehr richtig artikulieren kann, sind Schmerzen, Fieber, Atemnot, Hunger, zu wenig oder zu viel Kontakt. Zu leise Lieblingsmusik, zu laute Geräusche, der Geruch von Desinfektionsmitteln, bedrohliche Fernsehbilder, kalte Kacheln in der Dusche, spiegelnde Fenster mit bedrohlichen Reflexen, schwer erkennbare Schatten und die Ermüdung am frühen Abend *(sundowning)*, die Körpersprache bei Pflegenden unter Zeitdruck

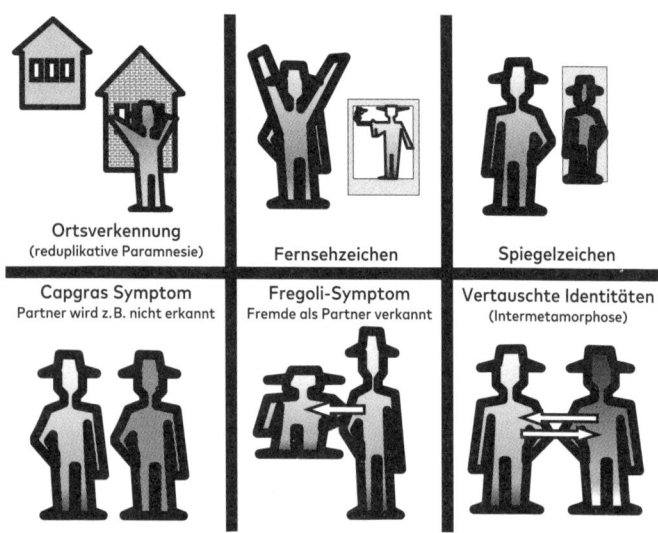

Abb. 17: Verkennungen (Missidentifikationen). Es kann vorkommen, dass engste Angehörige für Fremde gehalten werden (Capgras-Phänomen); Fremde für Vertraute (Fregoli-Phänomen); Personen wie ausgetauscht wirken (Intermetamorphose); die eigene Wohnung für eine andere (reduplikative Paramnesie), das eigene Spiegelbild für einen Anderen (Spiegelzeichen) und die Schießerei im Fernsehen für Realität (TV-Zeichen) gehalten wird.

können Auslöser von ängstlicher oder aggressiver Anspannung sein. Eine geeignete Bild- und Tonregie, möglichst zur rechten Zeit, können das Auftreten der BPSD verhindern.

Zweitens *Steigerung der Leistungsfähigkeit:* Ein Patient, der Kaffee und Kuchen mag und verträgt, ist mit Kaffee und Kuchen ungleich besser aufgelegt und frischer als vorher. Viele Patienten mit einer fortgeschrittenen Demenz halten sich nicht mehr an den üblichen Tagesablauf mit geregelten Mahlzeiten und ausreichender Nahrungszufuhr, sind aber umso hungriger, nachdem das Essen wieder abgeräumt ist. Obgleich scheinbar trivial, wird dennoch oft übersehen, dass ein Mensch auch im Alter ein Minimum von Energie- und Flüssigkeitszufuhr be-

	Anti-dementiva	Anti-depressiva	Anti-psychotika	Sedativa
geistige Leistungsfähigkeit	+	(+)	(−)	(?!)
Depressivität	(+)	+	−	(?!)
Unruhe, Aggressivität	+	+	+	(?!)
Schlafstörungen	−	+	+	(?!)
Halluzinationen, Wahnideen	(+)	o	+	(?!)

Tab. 15: Zusammenfassung der Wirkungen von Antidementiva, sedierenden Antidepressiva und Antipsychotika auf Leistungsfähigkeit, Stimmung, Unruhe, Schlafstörungen, Halluzinationen und Wahnideen: + = günstige Wirkung; (+) = mögliche günstige Wirkung; − = ungünstige Wirkung; 0 = keine nachgewiesene Wirkung). Schlaf- und Beruhigungsmittel dürfen nur ausnahmsweise bei eindeutig vorbestehender Abhängigkeit (Sucht) kurzfristig verabreicht werden (?!).

nötigt. Falls der Versuch einer Antidementiva-Behandlung noch nicht unternommen wurde, so kann er auch bei fortgeschrittener Demenz lohnen. Bei manchen Patienten verschwinden Halluzination und Agitation. Es gibt aber auch eine kleine Gruppe, die gerade mit der Gabe von Cholinesterase-Hemmern derart an ungestümer Energie gewinnt, dass dies weder den Patienten noch der Umgebung zumutbar ist. Diese unerwünschte Wirkung klingt rasch nach der letzten Einnahme ab.

Drittens *dämpfende Medikamente:* Damit ist größte Vorsicht geboten. Es gibt allerdings zwei Situationen, in denen ein schneller Einsatz vertretbar ist. Wenn ein Patient in vollkommener Verkennung der Situation randaliert und damit sich selbst und andere akut gefährdet, bleibt mitunter keine andere Wahl; hier helfen sogenannte niederpotente, beruhigende Antipsychotika. Wenn bekannt ist, dass ein Patient regelmäßig und seit längerer Zeit Schlaf- oder Beruhigungsmittel (Sedativa) eingenommen hat und davon abhängig ist, kann ein zu rascher Entzug zu Verwirrtheit und Aggressivität führen. Bei eindeutiger Vorgeschichte können sie zuverlässig und ohne größere Risiken mit der erneuten Gabe von Beruhigungsmitteln besänftigt werden. Wenn sich die Lage beruhigt, steht dem Patienten auch wieder mehr Energie zur Verfügung, um die Realität richtig einzuschätzen. Insofern kann die zeitweilige Dämpfung indirekt zu einer Aufhellung führen.

Es ist jedoch grundsätzlich zu bedenken, dass sowohl Beruhigungsmittel als auch Antipsychotika die geistige Leistungsfähigkeit kurz-, mittel- und langfristig weiter einschränken. Dazu kommen andere Risiken wie eine erhöhte Sturzgefahr, Herz-Kreislauf-Komplikationen und erhöhte Sterblichkeit, sodass beständig versucht werden muss, diese Medikamente zu reduzieren und schließlich abzusetzen. Dies gelingt leider nicht immer, da bei einem Reduktions- oder Absetzversuch die ursprüngliche Symptomatik wieder auftreten kann. Gerade die Patienten, bei denen der Verlauf am deutlichsten schwankt und die am häufigsten unter visuellen Halluzinationen leiden, vertragen die Antipsychotika am schlechtesten (siehe Demenz mit Lewy-Körperchen).

Schlussbemerkungen

Rechtliche Aspekte. Es gibt eine Reihe von rechtlichen Problemen mit der Demenz – von der Einrichtung einer Betreuung bis zur Zustimmung zu medizinischen Eingriffen –, die einerseits in Ratgebern und andererseits in sozialpädagogischen und juristischen Schriften abgehandelt werden. Die Alzheimer-Gesellschaften stellen nützliche Informationen zur Verfügung. Wichtig bleibt dabei stets die aktuelle Beurteilung der individuellen Besonderheiten. Dazu gehört gegebenenfalls auch die kritische Reflexion unbedacht niedergeschriebener Patientenverfügungen. Der spürbare natürliche Wunsch kann jetzt ein ganz anderer sein als früher gedacht.

Grauenerregend sind die meisten Versuche, nachträglich zu klären, ob jemand zu einem bestimmten Zeitpunkt noch imstande war, sein Testament zu verfassen. Hier machen sich dunkelste Bereiche von Medizin und Jura aneinander zu schaffen.

Daher ist allen Familien dringend anzuraten, rechtzeitig, einvernehmlich und in ganz strittigen Situationen möglichst im Beisein eines Notars *und* eines Nervenarztes, der die aktuelle Testierfähigkeit bestätigt, ein Testament abzufassen. Nur kurz sei erwähnt, dass die Schuldfähigkeit bei leichter Demenz vermindert, bei mittelschwerer und schwerer aufgehoben ist, das Wahlrecht jedoch erhalten bleibt.

Sterben und Tod. Angaben über die mittlere Lebenserwartung nach dem Auftreten erster Symptome oder dem Zeitpunkt der Diagnosestellung sind allenfalls für die Gesundheitsplanung von Bedeutung, nicht für den einzelnen Menschen. Richtig ist, dass die Lebenserwartung mit einer Demenz im Vergleich zu gesunden Gleichaltrigen geringer ist. Ähnliches gilt für viele andere Erkrankungen. Die individuelle Prognose hängt in erster Linie von Begleiterkrankungen und besonderen Umständen ab. Ein Mensch mit einer Demenz lebt gefährlicher als andere ohne Demenz. Das gilt für das Überqueren der Straße oder plötzliches Verschlucken ebenso wie für die Komplikationen von Antriebsarmut und Bewegungsmangel. Ein Teil der Betroffenen verliert trotz guter Ernährung an Gewicht, ohne Hinweise auf eine besondere andere Erkrankung. Medikamente oder deren unregelmäßige Einnahme können zu ungünstigen Folgen führen. Häufige Todesursachen sind Lungenentzündung (Pneumonie) oder Komplikationen von Unfällen, z. B. ein Schenkelhalsbruch mit Krankenhausbehandlung und nachfolgend eingeschränkter Mobilität. Nach langer und anstrengender Begleitung kann sich der gestresste Organismus pflegender Angehöriger trotz großer Trauer über den Tod des Patienten wieder erholen; die Entzündungswerte fallen nachweislich ab.

Demenz, kein Alleinstellungsmerkmal. In der freien Wildbahn lässt sich auch bei älteren Wirbeltieren ein Nachlassen der Leistungsfähigkeit beobachten; jedoch ist eine ausgeprägte Beeinträchtigung bei alltäglichen Anforderungen nicht mit dem Überleben vereinbar. Im Zoo oder bei Haustieren treten im höheren Alter durchaus Verhaltensänderungen auf, die nicht allein durch

einen Verlust an Kraft, Gelenkbeschwerden, Hör- oder Sehstörungen, Niedergeschlagenheit oder Medikamentenwirkun-
gen erklärbar sind. Tatsächlich sind manche der betagten Tiere
nachweislich nicht mehr länger imstande, sich räumlich zu orientieren, Artgenossen und Bezugspersonen zu verstehen oder zu
erkennen, sich zu erinnern. In den Gehirnen von Säugetieren im
Zoo finden sich im Alter ausgeprägte Gewebsveränderungen,
die denen dementer Menschen sehr ähnlich sind: Plaques, Neurofibrillen, Durchblutungsstörungen und anderes. Die Demenz
ist also kein menschliches Alleinstellungsmerkmal. Unser Privi-
leg besteht darin, in einer Gemeinschaft zu leben, die auch unter
kritischen Bedingungen unser Überleben ermöglicht.

Ausblick. Die Häufigkeit der Demenzerkrankungen in den je-
weiligen Altersstufen scheint in der westlichen Welt zu sinken.
Menschen werden also nicht nur immer älter, sondern bleiben
dabei immer länger gesund (das ist wahrscheinlich auch der
Hauptgrund für die höhere Lebenserwartung), was letztlich
auch der geistigen Leistungsfähigkeit zugutekommt.

Glossar medizinischer Begriffe und Abkürzungen

AD – Alzheimer-Demenz, die Folge der Alzheimer-Erkrankung.

ADL – (engl. *activities of daily living*), Alltagsaktivitäten, Alltagsbewältigung.

AIDS – (engl. *aquired immune deficiency syndrome*), erworbenes Immunmangel-Syndrom bei Infektion mit dem HIV-Virus.

AK – (engl. *Alzheimer's disease*), Alzheimer-Krankheit mit charakteristischen Ablagerungen von Amyloid-Plaques und Neurofibrillen im Gehirn.

Altersvergesslichkeit, normale – kann den für eine Altersstufe statistisch normalen Leistungsabfall bezeichnen; geht fließend in eine beginnende Demenz über.

Arteriosklerotische Demenz – alter Begriff für vaskuläre Demenzen, Hirngefäßerkrankungen, die zu einer Demenz führen.

Azetylcholin – Botenstoff, der wach und aufmerksam macht; wird bei einer Alzheimer-Demenz und vor allem bei der Demenz mit Lewy-Körperchen nur noch vermindert hergestellt.

Azetylcholinesterase siehe Cholinesterase.

BDNF – (engl. *brain derived neurotrophic factor*), Nervenwachstumsfaktor.

beta-A4 – beta-Amyloid$_{1-42}$, 42 Aminosäuren langer Grundbaustein der fleckförmigen Alzheimer-Ablagerungen (Plaques).

Biomarker – messbare biologische Merkmale, anhand derer man einen Zustand oder eine Krankheit erkennen kann, z.B. erhöter Blutzucker bei Diabetes mellitus, genetische Veränderungen bei Chorea Huntington oder die charakteristischen Veränderungen von Amyloid und Tau im Liquor von Patienten mit einer Alzheimer-Krankheit.

BMI – Body-Mass-Index zur Einschätzung von Normal-, Über- und Untergewicht, berechnet als Körpergewicht in Kilogramm, geteilt durch die geschätzte Körperoberfläche (= Quadrat der Körpergröße in m); BMI = Körpergewicht in kg / (Körpergröße in m)^2.

BPSD – (engl. *behavioral and psychological symptoms of dementia*), Störungen des Verhaltens und Erlebens bei Demenz.

CAA – Cerebrale Amyloid-Angiopathie, Amyloid-Ablagerung in den Hirngefäßen mit dadurch vermehrter Durchlässigkeit und Verletzlichkeit.

CBD – Corticobasale Degeneration, asymmetrische Hirnatrophie mit Beteiligung von Rinde und Basalganglien.

CDR – (engl. *Clinical Dementia Rating*), Schweregradeinteilung der Demenz, vereinfacht: leichte Demenz – nur anspruchsvolle Leistungen gehen verloren; mittelschwere Demenz – benötigt mehrere Stunden pro Tag Unterstützung auch bei einfacheren Aufgaben; schwere Demenz – kann auch einfache Anforderungen nicht mehr bewältigen.

Cholinesterase – Enzym, das Azetylcholin spaltet.

CJD – Creutzfeldt-Jakob-Erkrankung. Prionen-verursachte Hirndegeneration (siehe dort).

COVID-19 – (engl. *Corona-Virus-Disease* 2019), die Infektion kann zu nachfolgenden kognitiven Defiziten führen.

CT – Computertomogramm oder cCT craniales Computertomogramm; horizontales Schichtbild des Kopfes mit anatomischer Darstellung von Schädelknochen, Hirngewebe und Nervenwasser sowie deren krankhafter Veränderung.

CTE – chronisch traumatische Enzephalopathie, Demenz infolge wiederholter Hirnverletzungen, z. B. Boxerdemenz.

DAT – Demenz vom Alzheimer-Typ, alter Begriff für wahrscheinliche Alzheimer-Demenz.

Dementia pugilistica – Boxerdemenz.

Demenz – dabei handelt es sich um einen Verlust von geistigen Fähigkeiten, der so schwerwiegend ist, dass der Alltag nicht mehr wie gewohnt bewältigt werden kann.

Dinner-for-one-Syndrom – Patienten decken den Tisch für imaginäre Gäste, mit denen sie dann die Mahlzeit einnehmen.

DLB, DLK – (engl. *dementia with Lewy-bodies*), Demenz mit Lewy-Körperchen. Lewy-Körperchen sind die mikroskopischen Merkmale der Parkinson-Krankheit. Bei der Demenz mit Lewy-Körperchen liegen gleichzeitig erhebliche Alzheimer-Veränderungen vor.

EEG – Elektroenzephalogramm, Hirnstromkurve.

EPMS – extrapyramidalmotorische Störung, Störung der automatisierten, nicht direkt willensgesteuerten Bewegung (z. B. Steifigkeit bei Parkinson-Krankheit).

FDG-PET – Fluoro-Deoxy-Glucose-PET, PET (siehe dort) mit radioaktiv markiertem Zucker.

FFI – fatale familiäre Insomnie, eine Prionen-Erkrankung (siehe dort).

FTD – frontotemporale Demenz.

FTLD – frontotemporale Lobärdegeneration, Oberbegriff der kortikal beginnenden Atrophien FTD, SD und SPA (siehe dort).

Halluzination – meist visuelle oder akustische Fehlwahrnehmung ohne vorhandenen Außenreiz.

HIV – Humanes Immundefizienz-Virus, Erreger von AIDS (siehe dort).

HUD – Heisenbergsche Unschärferelation der Demenzdiagnostik: Verfälschung der Messergebnisse vor allem im Frühstadium bei sehr anspruchsvollen und besorgten Patienten und dem Versuch einer besonders genauen Untersuchung.

Indikation – (von lateinisch *indicare* = anzeigen), medizinischer Anlass, etwas zu unternehmen, z. B. eine Untersuchung oder Medikamentenverordnung.

KK – Kant-Krankheit, siehe DLB.

Kognition, kognitiv – (von lat. *cognoscere* = erkennen), alles was mit Denken im weitesten Sinn zu tun hat, geistige Leistungen.

Kontraindikation – (von lat. *contra* gegen; *indicare* = anzeigen) medizinischer Grund, etwas zu unterlassen, also z. B. ein bestimmtes Medikament nicht zu verordnen.

LATE – (engl. *limbic age-associated TDP43-encephalopathy*), vorwiegend limbische, altersassoziierte TDP43-Enzephalopathie, eine Hirnerkrankung, die vorwiegend das sogenannte limbische System betrifft, in dem das Eiweiß namens TDP43 abgelagert wird.

Leukoaraiose – Dichteminderung des Marklagers infolge feiner Gefäßveränderungen (Mikroangiopathie).

MCI – (engl. *Mild Cognitive Impairment*), leichte kognitive Beeinträchtigung.

MID – «Multi-Infarkt-Demenz», Demenz infolge mehrerer Hirninfarkte, typischerweise mit stufenweisem Leistungsverlust.

Missidentifikation – wahnhafte Verkennung von Situationen und Personen, die im Rahmen einer Demenz auftreten kann.

MMSE – (engl. *Mini-Mental-State Examination*), Kurztest zur Einschätzung der geistigen Leistungsfähigkeit.

MoCA – (engl. *Montreal Cognitive Assessment*), auch ein Kurztest, allerdings ungleich schwerer als der MMSE.

Morbus – (lateinisch für Erkrankung; abgekürzt M.), z. B. Morbus Alzheimer = Alzheimer-Krankheit.

MRT – Magnet-Resonanz-Tomographie, Schichtaufnahme des Gehirns zur genauen Diagnose anatomischer Veränderungen.

NA – «normales Altern», muss wissenschaftlich erst noch genau definiert und erforscht werden.

PCO – Posteriore Corticale Atrophie, eine Schrumpfung der Hirnrinde in den hinteren Bereichen des Gehirns, meist auf Grundlage einer Alzheimer-Krankheit.

PET – Positronenemissionstomographie, eine Form der Hirnbildgebung mit radioaktiv markierten Molekülen, die z. B. Durchblutung, Stoffwechsel oder die Dichte von Amyloid-Ablagerungen erfassen kann.

PNP – Polyneuropathie, Schädigung peripherer Nerven.

PSP – Progressive Supranukleäre Parese, eine Erkrankung des extrapyramidalmotorischen Systems, bei der die vertikalen Augenbewegungen und die Haltungsreflexe eingeschränkt sind.

Prionen – (engl. *proteinaceous infectious agent*), infektiöse Eiweiße, Ursache der Creutzfeldt-Jakob-Erkrankung und anderer «langsamer Virus»-Krankheiten.

Psychose – eine Erkrankung, bei der die Realität, wie andere sie wahrnehmen, verkannt wird, z. B. Rausch, Delir, fortgeschrittene Demenz, Schizophrenie, schwere Depression.

psychotisch – dieses Eigenschaftswort wird meist verwendet, um zu beschreiben, dass jemand Wahrnehmungsstörungen (Halluzinationen) und Wahnvorstellungen hat.

REM – (engl. *Rapid Eye Movement*), schnelle Augenbewegungen; schnelle Augenbewegungen unter geschlossenen Lidern charakterisieren die Schlafphase, in der meist geträumt wird.

Reserve, geistige (lat. *reservare* = zurückbehalten), was man zusetzen kann, geistige Kompensationsfähigkeit.

Resilienz – (lat. *resilire* = zurückspringen), Elastizität, Belastbarkeit, Widerstandskraft.

ROT – Realitäts-Orientierungs-Training.

SAE – subkortikale arteriosklerotische Enzephalopathie mit Veränderung der kleinen Gefäße im Marklager (Binswanger-Krankheit).

SD – semantische Demenz.

SHT – Schädel-Hirn-Trauma, Kopfverletzung mit Schädigung des Gehirns.

SPA – (engl. *slowly progressive aphasia*), langsam fortschreitende Aphasie.

SPECT – (engl. *single photon emission tomography*), Hirnfunktionsuntersuchung mit radioaktiv markierten Molekülen, wird vor allem zur Darstellung bestimmter Rezeptoren genutzt.

Symptom – (von altgr. *symptoma* = Eigenschaft), Krankheitseigenschaft, die Beschwerden macht (im Gegensatz zum Zeichen, worunter der Patient nicht leidet, das aber für den Arzt von diagnostischer Bedeutung ist).

Syndrom – (von altgr. *syn* = zusammen; *dromein* = laufen), eine charakteristische Gruppe von Beschwerden und Zeichen, die auf eine zugrunde liegende Erkrankung hinweisen.

Tau – ein Eiweiß und Grundbaustein der Alzheimer-Neurofibrillen.

TDP43 – transaktives reaktive-Desoxyribonukleinsäure-bindendes Protein mit einem Gewicht von 43 Kilo-Dalton.

Weiterführende Literatur

Alzheimer Europe (2019) Dementia in Europe, estimating the prevalence of dementia in Europa. Luxembourg, Alzheimer Europe

Berg L (1984) Clinical Dementia Rating. British Journal of Psychiatry

Bickel H, Block M, Gotzler O et al. (2020) Prävention von Schlaganfall und Demenz in der Hausarztpraxis. Deutsche Medizinische Wochenschrift 145: e61–e70, Open Access

Bickel H, Schäufele M, Hendlmeier I, Heßler-Kaufmann JB (2019) Demenz im Allgemeinkrankenhaus. Robert Bosch Stiftung, Stuttgart

Borges JL (1952/1992) Die analytische Sprache John Wilkins'. In: Inquisitionen, Essays 1941–52. Fischer, Frankfurt/M., S. 113–117

Busche MA, Grienberger C, Keskin AT et al. (2015) Decreased amyloid beta and increased neuronal hyperactivity by immunotherapy in Alzheimer's models. Nature Neuroscience 18, 1725–1727

Dietz B (2018) Demenzsensible Architektur: Planen und Gestalten für alle Sinne. Fraunhofer IRB Verlag, Stuttgart

Fink HA, Hemmy LS, Linskens EJ et al. (2020) Diagnosis and treatment of clinical Alzheimer's type dementia: a systematic review. Comparative Effectiveness Review, 223. US Department of Health and Human Services, Rockville MD

Förstl H, Förstl S (2020) Demenzerkrankungen – Prävalenz, Bedeutung und Implikationen für die Prävention und Gesundheitsförderung. In: Tiemann M, Mohokum M (Hrsg.) Prävention und Gesundheitsförderung Springer Referenz: Pflege – Therapie – Gesundheit Bd. I, 905–932

Förstl S, Förstl H (2021) Vaskuläre und gemischte Demenzen. In: Referenz Psychische Störungen (Hrsg. Bauer M, Kiefer F, Meyer-Lindenberg A, Philipsen A). Thieme, Stuttgart, S. 768–780.

GBD 2016 DALYs and HALE Group (2017) Global, regional, and national disability-adjusted life-years (DALYs) for 333 diseases and injuries and healthy life expectancy (HALE) for 195 coutries and territories, 1990–2016: a systematic analysis for the Global Burden of Disease Study 2016. The Lancet

Holthoff-Detto V (2018) Menschen mit Demenz und ihre Angehörigen. Klett-Cotta, Stuttgart

Jahn T, Werheid K (2015) Demenzen. Fortschritte der Neuropsychologie, Hogrefe, Göttingen

Koriath CAM, Kenny J, Ryan NS et al. (2020) Genetic testing in dementia – utility and clinical strategies. Nature Reviews Neurology 17, 23–36

Nelson PT, Dickson D, Trojanowski JQ et al. (2019) Limbic-predominant age-related TDP-43 encephalopathy (LATE). Brain 142/6, 1503–1527

Markowitsch H (2009) Das Gedächtnis – Entwicklung, Funktionen, Störungen. C.H.Beck, München

Wahl HW, Himmelsbach I, Wacker L, Förstl H (2021) Altern heute. Kohlhammer, Stuttgart.

Wallace LMK, Theou O, Godin J et al. (2019) Investigation of frailty as a moderator of the relationship between neuropathology and dementia in Alzheimer's disease. Lancet Neurology 18/2, 177–184

Wasianski EAC (1804) Immanuel Kant in seinen letzten Lebensjahren: ein Beytrag zur Kenntniß seines Charakters und häuslichen Lebens aus dem täglichen Umgang mit ihm. Nicolovius, Königsberg

WHO (2019) Risk reduction of cognitive decline and dementia. WHO, Genf

Adressen

Deutsche Alzheimer Gesellschaft
Friedrichstraße 236
10969 Berlin
Tel. 030/259 37 95 0
info@deutsche-alzheimer.de

Österreichische Alzheimer Gesellschaft
Hermanngasse 18/1/4
1070 Wien
Tel. 01/890 34 74
oeag@studio12.co.at

Alzheimer Schweiz
Gurtengasse 3
3011 Bern
Tel. 058 058 80 20
info@alz.ch

Register

Adipositas 88 f.
Aggressivität 29, 62, 72, 99, 111–115
Agnosie 29
Agrammatismus 57
AIDS-Demenz-Komplex 69 f.
AIDS-Enzephalitis 29, 102
Akinese 60
Alkohol 39, 43, 53
Alkoholdemenz 67 f., 90
Alkoholmissbrauch 18 f., 21, 29, 53,
    56, 67 f., 73, 86, 91, 122
Alter 11–13, passim
Alzheimer, Alois 18 f., 13
Alzheimer-Angst 18 f., 27, 45
Alzheimer-Demenz 9 f., 14 f., 23, 29,
    32 f., 47 f., 51, 54, 56 f., 64, 68, 74,
    79, 108, 119 f.
Alzheimer-Gesellschaften 97 f., 116
Alzheimer-Plaques 13, 16, 44, 63 f., 77,
    87, 117, 119
Amnesie 17 f., 29, 44, 67, 86
Amyloid 14 ff., 44, 46 ff., 54, 77, 79 f.,
    85, 87, 91 f., 103 ff., 119, 121
Anamnese 23–27
Aneurysmen 54
Anthocyanine 91
Antibiotika 77, 102–105
Antidementiva 41, 46, 59, 106–111,
    115
Antidepressiva 95, 98, 115
Antipsychotika 65 f., 77, 115 f.
Aphasie 18, 29, 50, 56 ff.
Apolipoprotein E4 (ApoE4) 79
Apraxie 29
Aromatherapie 101
Arteria cerebri media 51
Arteriitis temporalis 54
Arteriole 50
arteriovenöse Malformation 54
Atorvastatin 105
Atrophie 46 f., 52, 55, 66, 72, 119–121
atypische Parkinson-Erkrankungen 66

Aufmerksamkeits-Defizit-Hyperaktivi-
    täts-Syndrom 105
Aufmerksamkeitsstimulation 101
Ausbildung 84, 93
autobiographisches Gedächtnis 33
Autofahren 39, 42, 63
Autoimmunenzephalitis 69
Axone 50 f.
Azetylcholin 21, 62, 64 f., 90 f., 94,
    106 f., 119
Basisstörungen 29, 44
Battered-wife-Syndrom 71
Bewegung 26 f., 29 f., 34, 40, 51 ff., 60–
    64, 66, 76, 85, 87 f., 91 f., 117, 120
BIG-Training 61
Bingeing 63
Biomarker 47, 76, 103, 119
Blutdruck 29 f., 43, 53 f., 64, 87 f., 93
Blut-Hirn-Schranke 105
Body-Mass-Index 20, 89
Boxerdemenz 29, 71, 120
BPSD (behavioral and psychological
    symptoms of dementia) 111, 114,
    119
Bradyphrenie 62
Broca-Areal 49, 57 f.
Burn-out 45
B-Zell-Lymphom 70
CADASIL 54
Carotenoide 91
Cerebrale Amyloid-Angiopathie (CAA)
    54, 119
Charles-Bonnet-Syndrom 26
Chemo-Brain 75
Cholesterin 85, 88, 93
Cholinesterase-Hemmer 63, 106–110,
    115
Chorea Huntington 29, 66 f., 79, 119
chronisch traumatische Enzephalo-
    pathie 72, 120
Cognitive Enhancement 105
Computertomogramm (CT) 46, 120

Corpora mammillaria 67
COVID-19 70 f., 120
Cramer-Gesetz 110
Creutzfeldt-Jakob-Krankheit (CJD) 68,
    120
Curcumin 91, 106
Dehydratation 30
deklaratives (explizites) Gedächtnis
    31 ff., 35
delayed recall 32 f.
Delir 18, 20 f., 28, 41, 91, 122
Demenz mit Lewy-Körperchen 26, 29,
    44, 61, 63 ff., 74, 95, 107 f.
Demenz vom Alzheimer-Typ 14, 44, 120
Demenzstadium 37–40
Demenz-Syndrom der Depression 19
Depression 18 ff., 23, 25, 28 f., 39, 43,
    45 f., 52 f., 58 f., 61, 68, 72, 76 f.,
    84 f., 95, 98, 111 f., 115, 122
Diabetes mellitus 29 f., 43, 46, 53, 76,
    84 f., 88, 119
Dieselabgase 93
Dinner-for-one-Syndrom 26, 120
DMT (disease modifying treatment)
    104
Donepezil 108
Dopamin 60, 62, 65 f.
Dopaminagonisten 26, 60
Dysexekutivsyndrom 53, 62
Dystonie 66
EEG (Elektroenzephalogramm) 64, 120
Embolie 52, 88
Empathie 55
Entzug 21, 115
Enzephalitis 71
Epigenetik 80
episodisches Gedächtnis 33, 35
erfolgreiches Altern 13, 84
Ergotherapie 18, 99, 101
extrapyramidalmotorische Störungen
    29, 120 f.
fatale familiäre Insomnie 27, 95, 120
Feinstaub 93
Fernsehen 59, 82, 113 f.
Flavonoide 91
fluide Intelligenz 13
Fremdanamnese 114
frontale Variante der Alzheimer-Krank-
    heit 47
Frontalhirnsyndrom 42, 66

Frontalkortex 54–57
frontotemporale Demenz 55 f., 58 f.,
    79, 111, 120
frontotemporale Neurodegeneration
    29, 44, 54–59, 120
Galantamin 108
Gangapraxie 52
Gartentherapie 101
Gedächtnis 14, 17, 20, 23, 30–36, 40,
    46–49, 54 f., 58 f., 62, 67–70
Gedächtnisstörungen 72, 77, 83, 86
Gedächtnistestung 36
Gedächtnistraining 101
Gefäßfehlbildungen 54
Gehirnjogging 100
genetische Beratung 67, 79
Geschlecht 80, 93
Gerinnungsstörung 73
Gewissenhaftigkeit 82
Ginkgo-biloba-Extrakt 111
Glia 50 f., 67, 94
Glutamat 107, 109
glymphatisches System 94
Gruppenaktivitäten 100
Gyrus angularis 49 f.
Hachinski-Score 52
Halluzinationen 21, 44, 62–65, 83,
    111 f., 115 f., 120, 122
Hämorrhagien 49
hämorrhagischer Infarkt 51, 88
Herpes-Enzephalitis 68 f., 102
Herpes simplex 68 f.
Hippokampus 29, 31, 35, 48 f., 69, 87,
    109
Hirndruck 74
Hirnstromkurve (EEG) 64, 120
hochaktive antiretrovirale Therapie
    (HAART) 70
Homozygotie 79
Honeymoon-Periode 60
Humanes Immundefizienz-Virus (HIV)
    69 f., 120
Hydrozephalus 18, 73 f., 102
Hyperkinesie 62 f., 66
Hypersomnie 95
Hypoglykämie 53, 88
Hypokinese 44, 60 f., 63
Hypomimie 61
Hypophonie 52, 61
impulsive Essattacken 55

Intelligenz 13, 80 f., 84
Inzidenz 21
ischämischer Infarkt 49, 51, 86, 88
James-Lange-Theorie der Emotion 62
Kaffee 90 f.
Kakao 90 f.
Kapillare 50, 54
Kaposi-Sarkom 70
kognitive(s) Stimulation/Training 100
Kokain 53
Konditionierung 33
Konfabulationen 67
Kontraindikationen 53, 108, 121
Kontrazeptiva 53
Korsakow-Syndrom 67
kortikale Demenzen 29
kristalline Intelligenz 13
Kunst (betrachten und ausführen) 101
Kurzzeitgedächtnis 31
Langzeitgedächtnis 31 f., 36
LATE 29, 44, 48 f., 121
L-Dopa 60
Lebenstreppe 12
leichte kognitive Beeinträchtigung 15,
    45 f., 121
Leukoaraiose 49 f., 121
Lewy-Körperchen 44, 63 ff., 120
Lichtregie 101
limbische Enzephalitis 69
limbisches System 31, 33, 48, 121
Liquor cerebrospinalis 14 f., 46 f., 74,
    103, 119
logopenische Demenz 47, 57 f.
Logorrhoe 63
Lumbalpunktion 74
Magnetresonanztomographie (MRT)
    49, 121
Makroangiopathie 44, 49, 77
MAO-Hemmer 60
Massage 101
Mediateilinfarkt 51, 57
Melatonin 94
Memantin 106 f., 109 f.
«Metabo»-Gesetz 89
Methylphenidat 105
Mikrographie 61
Mikroplastik 93
Mild Cognitive Impairment (MCI) 15,
    45 f., 121
Minderbegabung 16

Missidentifikationen 114, 121
monoklonale Antikörper 104
Morgentief 19
Multi-Infarkt-Demenz (MID) 29, 50,
    52, 80, 121
Multimorbidität 11, 76 f.
Multiple Sklerose (MS) 29, 69
multisensorische Stimulation 101
Musik (hören und ausführen) 101
Musiktherapie 101
Nahrungsergänzungsmittel 90 f.
Neurodegeneration 15 f., 20, 24, 27,
    29, 43, 50, 54 ff., 59, 66, 68, 71, 76,
    95, 103 ff.
Neurofibrillen 13, 15 f., 44, 63 f., 72,
    77, 117 f., 122
Neuroleptika-Überempfindlichkeit 64
Neuroprotektion 104 f.
Neurosyphilis 69
nicht-steroidale Entzündungshemmer
    (NSAIDs) 105
Niereninsuffizienz 77, 109
Nikotin 90 f.
NMDA-Rezeptor 69
non-deklaratives (= implizites) Gedächt-
    nis 33 ff.
Normaldruckhydrozephalus (NDH) 18,
    73 f., 102
normales Altern 13, 121
Nukleus basalis Meynert 65, 107
Obstipation 59, 61
Off-Phasen 60
Ökonomieprinzip des Gehirns 90
optische Halluzinationen 21, 62–65,
    111, 116, 120
Palilalie 63
Parkinson-Krankheit 26, 29, 34 f., 44,
    46, 53, 59–66, 72, 80, 95
Pflegende Angehörige 96 ff., 101, 113,
    117
phonematische Paraphrasie 57
Pick-Krankheit 54 ff.
Plaques s. Alzheimer-Plaques
Pneumonie 117
Polypharmazie 18, 76 f.
positive Psychologie 81 f.
Positronenemissionstomographie (PET)
    14 f., 46 f., 55, 57 f., 64, 121
posteriore corticale Atrophie 47, 121
Präsenilin 79

Prävalenz 21
primär progressive Aphasie 56–59
Prionosen 68, 79, 95, 120
prozedurales Gedächtnis 33 f.
Pseudo-Demenz 19
Psychotherapie 18, 20, 98
Rauchen 21, 52 f., 55, 84 f., 90
räumliche Orientierung 17, 35, 47, 55, 62, 72, 100
Realitätsorientierung (Zeit, Ort) 101
Realitäts-Orientierungs-Training (ROT) 100, 122
rechtfertigender Notstand (§ 34 StGB) 42
Reminiszenztherapie 100 f.
REM-Schlafstörung 26, 61, 64, 95
Repurposing 105
Reserve, geistige 28, 71, 81 ff., 87, 122
Resilienz 82, 84, 90, 122
Resveratrol 91
Rigor 44, 60 f., 63
Risikoabschätzung 92 f.
ritualisierte Handlungen 55
Rivastigmin 108 f.
Schädel-Hirn-Trauma 16, 24, 71, 122
Schizophrenie 28, 56, 58, 85, 122
Schlafapnoe 53, 95, 103
Schlafhygiene 18, 95
Schlafmittel(abhängigkeit) 21, 77, 94 f.
Schlafstörungen 21, 26, 61, 64, 95 f., 115
Schulabschluss 81
Schulfähigkeit 117
Sedativa 115
Sekretasen 91 f., 104
Sekundärprophylaxe 53, 103
selektive Serotonin-Wiederaufnahme-Hemmer (SSRI) 59
semantische Demenz 57 f.
semantisches Gedächtnis 32 f.
sensorische Aphasie 50, 57
Skills-Training 101
Sozialkontakte 92
spongiforme Enzephalopathie 68
Sprechapraxie 57
Standunsicherheit 60
Stickoxid 93
«strategische» Infarkte 50
Sturzprophylaxe 73, 103
Subduralhämatom (SDH) 50, 73, 102 f.

subjektive kognitive Beeinträchtigung 45 f.
subkortikale Demenzen 29
Sylvische Fissur 58
synaptische Plastizität 92, 105
Tag-Nacht-Rhythmus 21, 95
Tag-Nacht-Umkehr 94, 95
Tai-Chi 61, 101
tardive Dyskinesie 66
Tau 14 ff., 44, 47, 77, 103 ff., 119, 122
TDP43 44, 48, 77, 121 f.
Tee 90 f.
Thalamus 29, 49 f.
Thiamin(-Mangel) 67 f., 102
Thrombektomie 54
Thrombolyse 54
Thrombozyten-Aggregationshemmer 54
Thrombus 54
tiefe Hirnstimulation (THS) 61
Traumata 100, 102, 120
Tremor 44, 60 f.
Trisomie 21 (Down-Syndrom) 79 f.
Tuberkulose 70
Überlastung 97
Validation 101
vaskuläre Demenzen 49–54
ventrikulo-atrialer/ventrikulo-peritonealer Shunt 74
Verhaltenstherapie 101
Verkennungen 20, 112–115, 121
Verwirrtheit/Verwirrtheitszustand 18, 20 f., 26, 52, 64 f., 67 f., 83, 91, 115
verzögertes Wiedererinnern 32 f., 36
visuelle Halluzinationen 21, 62–65, 111, 116, 120
Vitamine 18, 67, 91, 111
Wahlrecht 117
Waldbaden 100
Weltgesundheitsorganisation (WHO) 90
Werkzeugstörungen 29, 44
Wernicke-Areal 49, 58
Wernicke-Aphasie 57
Wernicke-Enzephalitis 67
Wernicke-Korsakow-Syndrom 67
Wesensänderung 56
Wortfindungsstörungen 17, 19, 25, 35, 37
Zukunftsfragen 99